POLI MOUTEVELIDIS

W0363623

9 VON 10 FITNESSSPORTLERN MACHEN DIE GLEICHEN FEHLER

Bibliografische Information der Deutschen Nationalbibliothek:
Die Deutsche Nationalbibliothek verzeichnet diese Publikation in der Deutschen Nationalbibliografie; detaillierte bibliografische Daten sind im Internet über http://d-nb.de abrufbar.

Für Fragen und Anregungen
info@rivaverlag.de

Wichtige Hinweise
Dieses Buch ist für Lernzwecke gedacht. Es stellt keinen Ersatz für eine individuelle medizinische Beratung dar und sollte auch nicht als solcher benutzt werden. Wenn Sie medizinischen Rat einholen wollen, konsultieren Sie bitte einen qualifizierten Arzt. Der Verlag und der Autor haften für keine nachteiligen Auswirkungen, die in einem direkten oder indirekten Zusammenhang mit den Informationen stehen, die in diesem Buch enthalten sind.

Ausschließlich zum Zweck der besseren Lesbarkeit wurde auf eine genderspezifische Schreibweise sowie eine Mehrfachbezeichnung verzichtet. Alle personenbezogenen Bezeichnungen sind somit geschlechtsneutral zu verstehen.

Originalausgabe
1. Auflage 2021
© 2021 by riva Verlag, ein Imprint der Münchner Verlagsgruppe GmbH
Türkenstraße 89
80799 München
Tel.: 089 651285-0
Fax: 089 652096

Alle Rechte, insbesondere das Recht der Vervielfältigung und Verbreitung sowie der Übersetzung, vorbehalten. Kein Teil des Werkes darf in irgendeiner Form (durch Fotokopie, Mikrofilm oder ein anderes Verfahren) ohne schriftliche Genehmigung des Verlages reproduziert oder unter Verwendung elektronischer Systeme gespeichert, verarbeitet, vervielfältigt oder verbreitet werden.

Redaktion: Ronit Jariv
Umschlaggestaltung: Tobias Prießner, Manuela Amode
Umschlagabbildung: © Nadja Moutevelidis
Illustrationen: Shutterstock: 1Arts: 11; KASUE: 65; A-spring: 113; Pro Symbols: 133; Viktorija Reuta: 167
Satz: Müjde Puzziferri, MP Medien, München
Druck: GGP Media GmbH, Pößneck
Printed in Germany

ISBN Print 978-3-7423-1595-3
ISBN E-Book (PDF) 978-3-7453-1273-7
ISBN E-Book (EPUB, Mobi) 978-3-7453-1274-4

Weitere Informationen zum Verlag finden Sie unter:

www.rivaverlag.de

Beachten Sie auch unsere weiteren Verlage unter www.m-vg.de

POLI MOUTEVELIDIS

BEKANNT VOM PODCAST
CHANGE STARTS NOW

9 VON 10 FITNESSSPORTLERN MACHEN DIE GLEICHEN FEHLER

Optimiere Training, Ernährung und Mindset
und erreiche deine Ziele schneller

riva

INHALT

ICH MÖCHTE DIR GRATULIEREN

Dazu, dass du dich für dieses Buch entschieden hast. Denn dieses kleine Buch kann große Veränderungen bewirken, wenn du offen dafür bist, Fehler zu akzeptieren, und aufgeschlossen genug, etwas Neues auszuprobieren. Mein Wunsch ist, dass du all das vermeidest, was ich 30 Jahren lang falsch gemacht habe und erst lernen musste. Natürlich hat dieses Buch keinen Anspruch auf Vollständigkeit, aber ich habe darin das meiner Meinung nach Allerwichtigste zusammengefasst.

Vielleicht erwartest du bei einem Buch mit diesem Titel unbekannte Geheimnisse und Tricks, die Spitzensportlern zu ihrem Erfolg verhalfen. Wenn das der Fall sein sollte, muss ich dich leider enttäuschen, denn das große, vielleicht das größte Geheimnis in Sachen Traumkörper ist, dass es überhaupt kein Geheimnis gibt.

Der Weg zum Erreichen der Wunschfigur ist im Grunde genommen simpel: Du musst dich nur sehr strikt, konsequent und kompromisslos an einige wichtige Gesetzmäßigkeiten halten und möglichst viele Fehler vermeiden, die sich zwangsläufig ergeben. Genau hier setzt dieses Buch an – bei den Fehlern und wie diese vermieden werden können.

Eins ist klar: Wenn du Profibodybuilder werden willst, brauchst du 1000-prozentige Disziplin und den unbedingten Willen, diesen Lifestyle 24 Stunden pro Tag für viele Jahre durchzuziehen. Du willst gar kein Profibodybuilder werden, sondern nur deine Traumfigur erlangen? Dann gilt: Geh den einfacheren Weg. Der liefert dir zwar keine Profiergebnisse, verlangt dir aber auch nicht den Profiaufwand und die maximale Disziplin ab.

Ich arbeite seit vielen Jahren mit Menschen, die Sport, Gesundheit und Fitness einfach als wichtiges Element in ihr Berufs- und Familienleben integrieren möchten. Dieses Buch soll dir aufzeigen, wie du mit dem geringstmöglichen Aufwand den größtmöglichen Ertrag erzielst, einfach indem du auf Stolperfallen achtest und sie umgehst.

Zehn Jahre lang stand ich als Bodybuilder auf der Wettkampfbühne und konnte dreimal den Weltmeistertitel in der Figurklasse erringen. Seit 1999 helfe ich als Fitness- und Personal Trainer Menschen dabei, ihre Wunschfigur und ihre sportlichen Ziele zu erreichen. Wer wie ich schon fast 30 Jahre in seinem Fachgebiet unterwegs ist, gelangt früher oder später zu einer fundamentalen Erkenntnis: Erfolge und Niederlagen haben immer wieder ähnliche Ursachen. Ich habe in diesem Buch die 50 größten Fehler zusammengefasst, die mir in meiner langen Laufbahn begegnet sind.

Als junger Heißsporn und absoluter Bodybuilding-Freak habe ich selbst die meisten der in diesem Buch angesprochenen Fehler unwissentlich oder bewusst begangen. Als Personal Trainer konnte ich vielen Menschen auch dank meiner eigenen Erfahrungen helfen, Fehler zu lokalisieren und ihr Training entsprechend zu verändern.

Die Eckpfeiler meiner Erfolge als Bodybuilder waren Disziplin und der Wille, der Beste zu werden. Es waren keine unnachahmlichen Geheimnisse am Werk, keine damals unbekannten Erfolgsrezepte. Aber ich lernte in diesen Jahren und in den fast 20 Jahren danach, dass es auch einfacher geht. Natürlich kannst du deine Ziele auch mit eiserner Disziplin, Fleiß und Durchhaltevermögen erreichen. Und das ist auch nötig, wenn du im Sport »All in« gehen und Profisportler werden willst. Aber wenn das nicht dein Ziel ist, dann ist das Erfolgsgeheimnis beinahe lächerlich einfach: Vermeide Fehler. So simpel kann die Lösung manchmal sein! Selbst disziplinierte und hartnäckige Sportler können sich durch Handlungs- und Denkfehler ihren Weg noch beschwerlicher machen. Hätte ich vor 30 Jahren dieses Buch und mein heutiges Wissen gehabt, wäre mein Weg zum Weltmeister um ein Vielfaches leichter gewesen.

Jeder, der schon einmal eine Diät gemacht oder ein Fitnessstudio besucht hat, um seine Traumfigur zu erreichen, macht kleine oder große Fehler, die ihn oder sie vom Erreichen der Ziele abhalten. Um diese spezifischen Fehler und darum, wie man sie langfristig vermeidet, geht es in diesem Buch. Darum, den großen Fehler zu finden, der dich von deinen Zielen abhält. Aber auch darum, den für dich kleinsten Ansatzhebel zu finden, der den großen Unterschied macht. Einige der Fehler, die ich dir in diesem Buch aufzeigen werde, sind für dich der Schlüssel zum Wunschkörper. Andere vermeidest du vielleicht schon bewusst oder unbewusst. Jeder einzelne Fehler hat leider das Potenzial, deinen Erfolg zu boykottieren. Ich will dir jedoch nicht nur Fehler aufzeigen, die du verhindern musst, sondern ich liefere dir auch passende Lösungsansätze, damit du deinen Weg mit Erfolg gehen kannst.

Wissen bedeutet in diesem Fall für dich pure Macht. Denn es werden dir nicht nur die Fallstricke bewusst werden, sondern du bekommst auch unzählige selbst erprobte, garantiert Erfolg versprechende und vor allem einfach anzuwendende Lösungswege an die Hand.

WIE DU DIESES BUCH BENUTZT

Die 50 größten Fitnessfehler, die ich in diesem Buch zusammengetragen habe, sind in fünf Bereiche eingeteilt: Ernährung, Training, Mindset, Regeneration und Alltag. Du kannst sie alle der Reihe nach abarbeiten oder direkt zu dem Bereich springen, in dem du bei dir die meisten Fehler vermutest.

Ich rate dir zu folgendem Vorgehen: Lies dir alle Fehler und die Lösungsvorschläge eines Bereichs aufmerksam durch und überlege dir, welche auf dich zutreffen. Versuche dann zunächst, nur einen einzigen Fehler auszumerzen. Wenn die neue Gewohnheit verankert ist, wende dich dem nächsten Fehler zu. Also immer schön eins nach dem anderen. So fällt dir zum einen das Durchhalten leichter, da du nur eine Sache verändert hast und nicht gleich deinen ganzen Alltag auf den Kopf stellst. Zum anderen bietet dir dieses Vorgehen die Möglichkeit zu reflektieren, welche der neuen Gewohnheiten für deine Ziele wirklich bedeutsam sind. Denn nicht jeder Fehler ist für jeden Menschen gleich gravierend. Es ist wichtig, den für dich persönlich kleinsten Hebel zu finden, der die größten Veränderungen bewirkt. Auf diese Weise wird dieses Buch für dich zum praktischen Werkzeug, mit dem du deine Ziele angehen kannst.

Auf https://polionstage.de/downloads findest du außerdem Worksheets, die dir die Arbeit mit diesem Buch erleichtern.

TRAINING

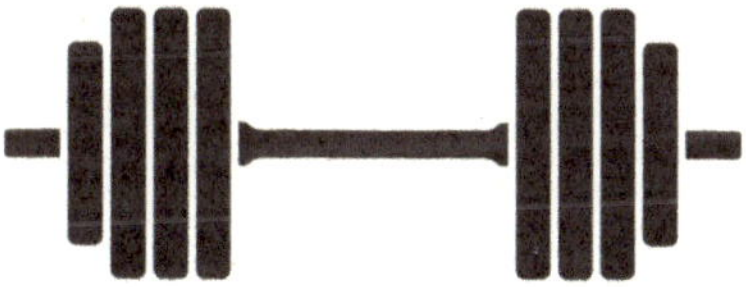

»Ich mache die gleichen Übungen, die ich vor 50 Jahren gemacht habe, und sie funktionieren immer noch.«

Arnold Schwarzenegger

Welche Übungen man auch macht: Training ist am Ende des Tages doch nur Mittel zum Zweck und sollte so effizient und zielführend wie möglich durchgeführt werden. Für die meisten Menschen, die ich in den letzten Jahrzehnten kennenlernen und begleiten durfte, bedeutet dies, dass sich das Training individuell in ihren Alltag integrieren lassen muss. Und es bedeutet, die Schnittstelle zu finden, bei der mit einem verträglichen Trainingsaufwand der größtmögliche Ertrag erzielt werden kann. Zeit ist kostbar in der heutigen Welt und jeder Mensch hat völlig individuelle Lebensbedingungen.

Wenn du übers Ziel hinausschießt und die Erfolge in keiner Relation zum Aufwand stehen, kommst du ebenso wenig ans Ziel, wie wenn du deine Trainingszeiten zu sehr reduzierst und die Ergebnisse stagnieren.

In den letzten 28 Jahren, in der ich meine Leidenschaft zum Krafttraining auslebte, sind mir auch im Bereich Training viele Denk- und Handlungsfehler begegnet, Im Folgenden werde ich sehr ausführlich all das ansprechen, was du künftig in deiner Trainingsstrategie vermeiden solltest. Auch hier ist Wissen Macht.

Es geht nicht nur darum, die Übungen richtig auszuführen oder den passenden Plan zum jeweiligen Ziel zu finden, sondern auch um das Aufspüren und Beheben natürlicher »Trainingsfehler«, die du auf den ersten Blick gar nicht unbedingt als solche erkennst.

Sei gespannt und freu dich darauf, den Fitnesssport in Zukunft mit mehr Hingabe, mehr Erfolg und viel mehr Spaß zu erleben.

Mein Trainingsmantra, was ich seit vielen Jahren lebe und von Arnold Schwarzenegger übernommen habe, lautet schlicht und ergreifend: Stay hungry!

1 DU KENNST DIE GESETZE DES KRAFTTRAININGS NICHT

»Nur Masse bringt Masse«, rufe ich neunmalklug dem Neuling zu, der unsicher darüber zu sein scheint, wie viel Gewicht er auf seine Langhantel laden soll. Ich selbst bin ein 18-jähriger Grünschnabel mit gerade mal drei Jahren Trainingserfahrung, der glaubt, die Weisheit mit Löffeln gefressen zu haben.

Aber ich fühlte mich auch allwissend, weil ich in meinem allerersten Trainingsjahr im Fitnessstudio meiner Heimatstadt das Privileg hatte, einen großartigen Trainer zu haben, der mich durch die zwölf Monate meiner Orientierungsphase im Bodybuilding begleitete und mir die absoluten Grundlagen vermittelte. Es gab vier Regeln:

Regel Nummer 1: Von einfach zu komplex. Wechsel mehr und mehr vom geführten Maschinentraining zum freien Langhanteltraining.
Regel Nummer 2: Von leicht zu schwer. Steigere die Gewichte.
Regel Nummer 3: Von bekannt zu unbekannt. Erweitere stetig das Übungsrepertoire und tausche bekannte gegen unbekannte neue Übungen, um so das Training zu variieren.
Regel Nummer 4: Von eingelenkig zu mehrgelenkig. Gib mehrgelenkigen komplexen Grundübungen langfristig den Vorrang vor eingelenkigen Isolationsübungen.

Den Rest lernte ich durch Nachahmung meines Trainers: vom perfekten Ausführen jeder Bewegung bis zur Planung der Trainingseinheiten.

Lange verwunderte mich dabei seine Trainingsphilosophie von lediglich drei Trainingstagen, die in jeder Woche an denselben Tagen und zur selben Zeit stattfanden. Heute weiß ich, dass Regelmäßigkeit und Beständigkeit wichtiger sind als eine harte Einheit, auf die immer wieder zu lange oder zu kurze Trainingspausen mit unregelmäßiger Trainingsfrequenz folgen. Mit dieser Grundbasis kam ich sehr gut durch meine ersten zwölf Monate und glaubte, die Essenz des Krafttrainings zu verstehen.

Heute weiß ich, dass ich nur einen Bruchteil dessen wusste, was nötig war, um der beste Fitnessathlet der Welt zu sein und diesen Zustand drei Jahre lang zu halten. Und damit bin ich beim Punkt: Der Großteil der Fitnesssportler, die mit dem Training starten, kennt, ebenso wie ich damals, die Grundgesetze des Krafttrainings nicht.

Wenn du diese Grundgesetze nicht kennst, weißt du nichts über die Schlüsselelemente erfolgreichen Krafttrainings. Deine Einheiten werden nicht das Maximum liefern, deine Strategie wird an allen Ecken und Enden fehlerhaft sein und deine Fortschritte leiden immens.

Was zeichnet richtiges Training aus?

»Sportliches Training ist ein komplexer Handlungsprozess, der durch planmäßige, zielgerichtete und systematische Maßnahmen eine Leistungssteigerung anstrebt«, heißt es in dem Standardwerk *Fitness-Krafttraining: Die besten Übungen und Methoden für Sport und Gesundheit*. Dies bedeutet, dass mehr dahintersteckt, als zum Training zu gehen und die Übungen abzuarbeiten, die aktuell auf dem Plan stehen.

Es gibt verschiedene Parameter, die für den Großteil des Erfolgs verantwortlich sind. Die folgenden fünf Punkte sind in meinen Augen zusätzlich zur Regelmäßigkeit und Beständigkeit Schlüsselelemente:

1. **Fokussiere dich auf das Wesentliche.** Verschwende keine Zeit im Kraftraum und halte dich nicht mit Kleinigkeiten auf. Damit meine ich, dass du nach einer kurzen Orientierungsphase im Fit-

nesstraining den Übungen den Vorrang geben solltest, die nicht nur einen Großteil der gesamten Muskulatur deines Körpers trainieren, sondern auch große Erfolge erzielen. Ziehe also komplexe Grundübungen wie Bankdrücken oder Langhantelrudern einer Brustpresse oder der Rückenmaschine vor, die deine Muskeln womöglich auch stark isoliert trainieren. Dazu solltest du den Trainingsplan so wenig wie möglich auf mehrere Tage verteilen und wenn möglich immer nahezu Ganzkörpertraining machen. Wenn du dazu noch so kurz wie möglich und so lange wie nötig trainierst und dabei dem Grundsatz »Weniger ist mehr« folgst und bei drei bis vier Einheiten pro Woche auch regelmäßig deine Trainingsplanung variierst, hast du das erste Schlüsselelement verstanden.

2. **Sei bereit, deine Komfortzone zu verlassen.** Denn nur dann wirst du Fortschritte erzielen. Richtiges Training folgt einem progressiven Vorgehen, bei dem die Trainingsreize überschwellig genug sind, um eine bewusste Störung des körperlichen Gleichgewichts herbeizuführen, damit der Körper sich ständig an die neue Belastung anpassen muss. Das schaffst du nur, wenn dein Training auch tatsächlich systematisch, planmäßig und eben progressiv ist. Die regelmäßige, progressive Steigerung deiner Trainingsgewichte und deine Trainingsintensität sind hier markante Schlüsselelemente, denn nur dann zwingst du deinen Körper, die Anpassungsreaktionen deines gesamten Organismus zu veranlassen, die sich auf deine Muskelmasse, deine Kraft, die Ausdauer, dein Durchhaltevermögen etc. auswirkt. Dabei zählt nicht, dass du drei Stunden im Studio warst, sondern dass du in vielleicht 45 Minuten alles gegeben hast, was du leisten konntest! Und Progression hat nicht nur damit zu tun, bei gleichbleibender Wiederholungszahl mehr Gewicht zu bewegen: Bei demselben Gewicht mehr Wiederholungen, eine bessere Technik oder auch mehr Sätze zu absolvieren, ist ebenfalls eine Progression.
3. **Nutze die Superkompensation**. Das ist die Anpassungsreaktion deines Körpers nach einer ausreichend intensiven Belastung, die

dein Leistungsniveau über das Ausgangsniveau erhöht. Überschwellige Trainingsreize, die ausreichend viel Stress ausüben, sorgen dafür, dass sich deine Leistungsfähigkeit aufgrund des Trainings verringert und dein Körper schon während, aber vor allem nach dem Training mit der Anpassung und Reparatur deines Organismus beginnt, sodass du im Fall einer ausreichend langen Superkompensationsphase beim nächsten Training von einem höheren Ausgangsleistungsniveau starten kannst als beim letzten Training. Die Superkompensation ist also das Schlüsselelement, das nach einer belastenden Trainingseinheit die Anpassungsreaktionen deines Körpers einleitet und dich leistungsfähiger macht. Schwierig ist nur: Im Idealfall sollte dein nächstes Training am höchsten Punkt der Superkompensation, also beim höchsten Anpassungslevel, stattfinden, um eine stetige, allerdings langfristig endliche Leistungssteigerung zu erzielen. Was uns zum Prinzip des Verhältnisses zwischen Belastung und Erholung bringt. Hier reagiert jeder Organismus anders. Mit zunehmenden Trainingsjahren benötigt man aber weniger Erholung. So muss ein Einsteiger noch 48 bis 72 Stunden, ein erfahrener Athlet oder Leistungssportler nur noch zwischen 12 und 24 Stunden regenerieren, um diesen höchsten Punkt der Superkompensation perfekt zu treffen.

4. **Don't skip leg day.** Klingt platt wie ein YouTube-Spruch, ist aber ein Grundgesetz für effizienten Muskelaufbau und stetige Erfolge, denn die Beinmuskulatur ist die größte Muskelgruppe des Körpers und bietet jedem Sportler ungeahntes Wachstumspotenzial und eine enorme Hormonausschüttung während des Trainings. Wer die Beine nicht trainiert, steht über kurz oder lang sprichwörtlich auf wackligen Beinen. Und dabei sollte man nicht nur auf dem Laufband trainieren, sondern vor allem auch Komplexübungen wie Kniebeugen machen, wodurch sich der Rumpf stabilisiert. Mein Trainier damals sagte immer: »Die Kniebeuge macht aus Jungs Männer.« Aber natürlich können auch Frauen damit ihre Bikinifigur und einen Knackpo entwickeln.

5. **Teile dein Training in verschiedene Phasen ein.** Schlag dich nicht zwölf Monate mit ein und demselben Plan herum, sondern variiere regelmäßig alle sechs bis acht Wochen dein Training. Leg dabei den Fokus nicht nur auf dein Ziel, zum Beispiel Muskelaufbau, sondern bau auch Kraftausdauer- und Maximalkraftzyklen ein. Variiere die Übungen, die Reihenfolge, die Intensität, die Anzahl der Wiederholungen, die Wiederholungsgeschwindigkeit und so weiter. Scheu dich auch nicht zu experimentieren und finde damit die für dich besten Strategien heraus.

Wenn du zu den Grundlagen diese fünf Gesetze berücksichtigst, die in regelmäßigen Abständen immer wieder in diesem Buch zur Sprache kommen, wirst du dich über kontinuierliche Fortschritte freuen und deine Freunde werden dich schon nach wenigen Monaten fragen, was denn mit dir passiert ist.

2 DU VERSTEHST DEINEN MUSKELKATER NICHT

»Wenn du keinen Muskelkater bekommst, war das Training wertlos und du musst dich nächstes Mal mehr anstrengen. Je stärker der Muskelkater, umso besser das Training.«

Ich hatte eine Zeit lang einen Trainingsplan, der für meine Brustmuskulatur eine echte Tortur war. Ein Muskelkater hielt sich tagelang, der Schmerz wollte irgendwie gar nicht mehr nachlassen.

Ich trainierte jeden Muskel dreimal die Woche und hielt eisern an diesem Plan fest. Dann aber verlief meine Kraftentwicklung stark rückläufig, und das nicht nur bei den Brustübungen, sondern auch im Rest des Körpers. Als kleine Wiedergutmachung an meinem Körper trainierte ich die Wiederholungen langsamer, woraufhin ich mit scheinbar noch mehr Muskelkater belohnt wurde. Ich war zu diesem Zeitpunkt 16 oder 17 Jahre alt. Jede Trainingseinheit war für mich damals wie die Schlacht gegen den Endgegner im Videospiel.

In meinem damaligen Studio trainierte regelmäßig ein Dreiergespann aus Bodybuildern, die viel weiter fortgeschritten waren als ich. Den Spruch mit dem Muskelkater schnappte ich irgendwann von ihnen auf und machte ihn zu meinem Mantra. Blieb der Muskelkater aus, verdoppelte ich meine Anstrengungen für die nächste Einheit, bis ich den vermeintlich wichtigen Schmerz erfuhr, der meine Leistung entsprechend definierte.

Heute wundere ich mich darüber, wieso ich mich niemals fragte, warum sich dieses damals für mich beeindruckende Trio über die Jahre niemals auffällig körperlich veränderte, während ich mich im

Laufe der Zeit zum Weltmeister trainierte. Irgendwann wurde mir dieses Mantra zu mühselig und zu schmerzhaft, aber meine ersten Jahre in dem Sport waren geprägt von Mythen und Legenden und leider sog ich die aus heutiger Sicht »falschen« Weisheiten auf wie ein Schwamm.

»Muskelkater? Da musst du durch. No pain, no gain!« Im Laufe der Jahre habe ich mich von all diesen Mantras verabschiedet. Die Fachliteratur überzeugte mich nämlich schnell vom Gegenteil und ich befasste mich irgendwann nur noch mit den Fakten, die durch Beobachtungen am eigenen Körper gestützt wurden.

> Ein eher schwacher Muskelkater bedeutet nicht den Misserfolg deines Trainings.

Muskelkater entsteht, wenn du ein besonders intensives Training absolviert hast, wenn du ungewohnte neue Übungen in deinen Trainingsplan integrierst oder vielleicht sogar eine Zeit lang gar nicht trainiert hast. Wenn sich nach zwei Monaten mit deinem Programm kein Muskelkater mehr zeigt, du aber Kraftzuwächse verzeichnest und Muskeln auf- sowie Fett abbaust, heißt das nicht, dass dieses Programm mit entsprechendem Muskelkater erfolgreicher gewesen wäre. Es wäre völlig paradox, den Schweregrad des Muskelkaters mit der Effizienz des Trainings gleichzusetzen.

Muskelkater ist eine durch kleinste Faserrisse entstehende Verletzung des Muskels, die mit Einblutung ins Gewebe und mitunter starken Entzündungen einhergeht.

Manchmal macht er sich nach dem Training noch gar nicht bemerkbar, sondern tritt erst zwei Tage später auf, hält dafür aber eine ganze Woche lang an. Klar, du willst dann natürlich auch die verkaterten Muskeln weitertrainieren wie ich damals auch. Das Problem dabei, das ich damals völlig unterschätzt habe, ist die Verletzungsgefahr. Denn das Training mit Muskelkater, also geschwächter, bewegungsempfindlicher und »verletzter« Muskulatur, setzt ja nicht nur dein Leistungsniveau weiter herab, sondern birgt die Gefahr eines völligen Trainings-Aus zum Beispiel durch Muskelabrisse. Grundsätzlich gilt Folgendes:

- Muskelkater kann durch Setzen eines überschwelligen und damit wirksamen Trainingsreizes entstehen. So ein Muskelkater ist nach einem Training in Ordnung und auch gerne gesehen. Wenn du es aber völlig übertrieben hast, hat dies zur Folge, dass du eine lange Trainingspause einlegen musst.
- Wie stark und intensiv dein Muskelkater sich tatsächlich zeigt, liegt nicht nur am Alter, deiner Trainingserfahrung, der Intensität beim Training und vielen weiteren Faktoren, sondern ist auch individuell mit deinem eigenen Empfinden gekoppelt. Muskelkater ist so individuell wie du selbst!
- Es bringt nichts, Feuer mit Feuer zu bekämpfen. Auf starken Muskelkater zu trainieren, wäre in etwa so, als würdest du immer und immer wieder Salz in eine Wunde streuen.
- Ist Training mit Muskelkater also grundsätzlich schlecht? Jein, denn es kommt darauf an, wie schwer der Muskelkater dich in deiner Trainingsstrategie einschränkt. Ein leichter Muskelkater nach dem Training signalisiert dir, dass dein gesetzter Trainingsreiz so intensiv war, dass dein Körper mit der gewünschten Anpassungsreaktion antwortet. Dein Körper regeneriert das zerstörte Gewebe und baut es stärker und widerstandsfähiger für das nächste Training wieder auf. Was dann im besten Fall dazu führt, dass du nach etlichen intensiven Monaten mit sehr wünschenswerten Muskelquerschnittsvergrößerungen belohnt wirst. Wenn du aber bei einem starken Muskelkater intensiv trainierst, besteht Verletzungsgefahr.

Was heißt das nun konkret für dich? Halte dich an folgende Vorgehensweise:

- Versuche niemals, einen Muskelkater im nächsten Training mit doppelter Trainingsintensität zu bekämpfen. Wenn du im Zielmuskel noch starken Muskelkater verspürst, lass den Muskel im Zweifelsfall aus und trainiere die restlichen Muskeln dieser Einheit. Sind zwei oder sogar noch mehr Muskeln stark betroffen, lege einen zusätzlichen Tag Trainingspause ein. Nach diesen Trainingspausen folgt dann eine leichte Ausdauereinheit: ein lockeres Training mit der Faszienrolle oder eine Aktivität, die zur aktiven Erholung beiträgt.

- Ist der Muskelkater kaum spürbar, trainiere ich auch noch die leicht in Mitleidenschaft gezogene Muskulatur. Lege dabei vielleicht nicht gerade das Maximalgewicht auf und gehe auch bei den Einheiten nicht bis zum Muskelversagen, sondern reduziere die Übungen oder insgesamt das Volumen für diese Muskulatur.
- Saunagänge oder Wechselduschen sind meine mittlerweile seit einigen Jahren bewährten Mittel, den Muskelkater mit im Zaun zu halten.

Zu der Frage, ob du mit Muskelkater trainieren könntest oder nicht, würde ich dir abschließend folgende Fragen stellen: Wie fühlst du dich? Bist du schwach und müde? Schmerzt der betreffende Muskel so schlimm, dass du ihn kaum anspannen kannst und er überdies sehr berührungsempfindlich ist? Kannst du dich normal bewegen oder merkst du immer noch, dass du zum Beispiel deine Arme vom letzten Brusttraining kaum noch anheben kannst? Wenn dies alles zutrifft, lass das Training aus und erhole dich!

3 DU DENKST, VIEL BRINGT VIEL

Ich kenne einen Sportler, der sieben Tage die Woche mehrere Stunden im Fitnessstudio verbringt. Irgendwann sprach ich mit ihm über sein Training. Was er mir sagte, kriege ich leider viel zu häufig zu hören: »Ich trainiere jeden Tag zwischen drei und vier Stunden. Von nichts kommt ja bekanntlich nichts und ich will den perfekten Körper. Außerdem bin ich es gewohnt, richtig hart zu kämpfen, denn ich spiele zusätzlich zwei- bis dreimal die Woche zwei Stunden Fußball.«

Er sprach über Intensität, Übungszusammenstellungen und Gewichtssteigerungen, die er in den letzten Monaten durchgerattert hatte. Trotzdem fühlte er sich so, als würde er auf der Stelle treten.

Warum? Weil er dem Irrglauben verfallen war, viel bringe viel. Und er ließ sich auch von meinen gut gemeinten Empfehlungen nicht von seinem Plan abbringen, mit dem Ergebnis, dass zumindest ich auch innerhalb der nächsten zwölf Monate keinerlei Entwicklung bei ihm sehen konnte.

Wenn du dem »Viel bringt viel«-Credo verfallen bist, wirst du mit einigen Hürden zu kämpfen haben, denn auf kurz oder lang wirst du unweigerlich eine Stagnation deiner Trainingserfolge bemerken. Damit einhergehend wirst du auch irgendwann die Symptome massiven Übertrainings zu spüren bekommen, wozu nicht nur Kraftverlust, Trägheit, Schlaflosigkeit oder Entzündungen gehören, sondern auch Verletzungen.

> Fakt ist: Viel bringt vielleicht viel, aber weniger bringt zumeist noch mehr!

Und wenn dich Stagnation, Schmerzen und rückläufige Ergebnisse ausbremsen, wird langfristig einer der wichtigsten Aspekte deines Trainings auf der Strecke bleiben: der Spaß!

Bei zu viel Training geht dein Körper an seine Reserven und zieht deine hart erarbeiteten Muskeln als Energiequelle heran.

Vergleiche dich nicht mit Berufssportlern. Ein Berufssportler hat ein anderes Pensum, er geht nicht, wie du, jeden Tag acht Stunden ins Büro oder studiert.

Nimm mich als Beispiel: Meine Familie hat mir Zeit eingeräumt, um dieses Buch zu schreiben und meiner Leidenschaft, dem Bodybuilding, in vollem Umfang nachzugehen. So habe ich mein aktuelles Trainingspensum von maximal drei Wochenstunden derzeit mehr als verfünffacht.

Wenn du jetzt denkst: »Das ist ja ein ganz schön ordentliches Pensum, dann wirst du sicher auch das fünffache Ergebnis erreicht haben«, irrst du dich! Tatsächlich sind die Ergebnisse im Verhältnis zum betriebenen Aufwand schwach ausgefallen. So haben sich trotz des fünffachen Aufwands beispielsweise meine Kraftwerte um maximal zehn Prozent erhöht. Ein berufstätiger Mensch, der nicht wie ich als Personal Trainer arbeitet, kann so ein Pensum nicht erbringen, selbst wenn er oder sie es wollte. Aber das ist auch gar nicht erstrebenswert, weil dies dann in keinem Verhältnis zum Aufwand steht.

Wenn du mich also für einen völlig übergeschnappten Fitnessfreak hältst … hast du recht! Dieser Sport ist nun mal mein Leben, aber auch ich kann dieses Pensum im Businessalltag nicht langfristig halten. Warum habe ich es also trotzdem gemacht? Um mir selbst zu bestätigen, dass es für mich die optimale Schnittmenge zwischen Aufwand und Ergebnis gibt und dass auch bei mir viel nicht gleich viel bringt.

Natürlich macht sich das Mehr an Training auf lange Sicht bezahlt, denn zehn Prozent sind immerhin zehn Prozent. Aber wenn du ökonomisch an dieses Thema rangehst, machst du immer Minus. Der Ertrag entspricht eben nicht dem Arbeitseinsatz.

Was will ich dir damit sagen? Sei immer mit offenen Augen unterwegs und finde die Strategie, die dir mit einem möglichst geringen Aufwand einen guten Ertrag bietet.

Mein **Sweet Spot,** die perfekte effektive Dosis meines Trainingsumfangs, liegt bei drei harten und intensiven Einheiten von jeweils maximal 45 bis 60 Minuten pro Woche. Bei allem, was ich darüber hinaus mache, verpufft deutlich zu viel Energie.

Mache ich weniger, verschiebt sich das Endergebnis aber nur marginal.

Bedenke, dass du kein Leistungssportler bist, bei dem jedes Prozent zählt. Trainierst du beispielsweise vier oder fünf Tage pro Woche, mach einen Schnitt zurück und reduziere deinen Trainingsumfang und das Volumen gnadenlos und trainiere pro Tag nicht länger als 45 oder 60 Minuten. Nimm die Frequenz raus und trainiere nur zwei-, maximal dreimal die Woche, senke die Intensität und geh die Trainingsgewichte in der nächsten Zeit mal entspannter an.

In den allermeisten Coachings, bei denen völlig übertrainierte neue Klienten meinen Rat suchten, war genau dieses Vorgehen der Schlüssel zum Erfolg. Schon nach kurzer Zeit wurden wieder Erfolge sichtbar. Und die Reduktion des Trainings hatte auch positive Auswirkungen auf Psyche und Motivation. Sie waren nach kurzer Zeit nicht nur stärker, erholter und athletischer, sondern auch entspannter im Alltag.

Merke dir folgende Formel: Multiplikation und Potenzierung der Ergebnisse erreichst du durch Subtraktion des Aufwands.

4 DIR FEHLT DIE PASSENDE TRAININGSSTRATEGIE

Viele denken, es käme nur darauf an zu wissen, was dein Ziel ist und wo du hinwillst. Mindestens genauso wichtig ist es aber, ganz genau zu wissen, wo du gerade stehst und auf welchem Weg du an dein Ziel kommst.

Damit kommen wir zu einem Aspekt, der als allererster Punkt auf meiner Agenda steht, noch bevor der eigentliche Coachingprozess überhaupt startet. Denn dein Ziel zu kennen, ist nur ein kleiner Teil der gesamten Formel, die zum Erfolg und im Idealfall zum Wunschkörper führt.

Stelle dir selbst einmal die Frage, ob du deinen Status quo kennst. Kennst du deine derzeitigen Körperwerte? Weißt du, wie deine Kraftwerte beim Training aussehen? Welche Strategie verfolgst du oder hast du bereits verfolgt und wie erfolgreich warst du mit der jeweiligen Trainingsplanung?

Ich werde oft gefragt, wie man denn am schnellsten Fett und Gewicht verlieren, am besten Muskelmasse aufbauen und den Körper erfolgreich umformen kann. Wenn ich dann meinerseits den Betreffenden Fragen zu ihrer derzeitigen Strategie, der genauen Planung oder des körperlichen Istzustandes stelle, blicke ich immer wieder in ratlose Gesichter.

Würdest du dich ins Auto setzen und einfach nur losfahren? Ohne zu wissen, wo du genau startest oder welchen Weg du fahren musst? Geschweige denn, ob der Weg, den du dann nimmst, auch der ist, der dich überhaupt an ***dein*** anstatt nur an irgendein Ziel bringt?

Beim Fitnesssport und dem Weg zur Wunschfigur gehen viele aber tatsächlich genau so vor. Im besten Fall wissen die Menschen, wo sie ungefähr hinwollen, im schlechtesten Fall wollen sie eigentlich nur von etwas weg. Und das führt dann über eine mehr oder minder schwache Strategie ziemlich schnell zur Kapitulation.

Damit kommen wir vielleicht zur Essenz des Trainings und einem Fehler, den ich seit nunmehr 28 Jahren erlebe: Es fehlt zunächst das Wissen um den Ist-Zustand, dann fehlt eine auf diesem Ist-Zustand basierende Planung und zu guter Letzt fehlt auch ein objektives Bild vom tatsächlichen Erfolg. Anders gesagt: Es fehlt eine Strategie, die man bereits im Vorfeld entwickelt hat und die man regelmäßig daraufhin überprüft, ob sie auch Erfolg versprechend ist.

Ohne eine Strategie zu starten, ohne die Grundparameter zu kennen, ohne ein messerscharfes Ziel bestimmt zu haben und damit einen klar definierten Weg zu beschreiten, ist der gesamte Prozess reine Zeitverschwendung. Beginnen solltest du mit der Ist-Aufnahme und einer Selbstdiagnose deines Ausgangspunktes.

1. Vermiss mit einem ganz gewöhnlichen Maßband deine Hüfte, den Bauchumfang am Bauchnabel und deine Taille und prüfe diese Werte alle vier Wochen.
2. Lasse von deinem Hausarzt bestimmte Grundwerte ermitteln, wie zum Beispiel Blutfettwerte, Blutdruck oder Ruheherzfrequenz.
3. Außerdem macht es Sinn, das Körpergewicht und den Körperfettanteil zu bestimmen. Die Waage hast du selbst und für den Körperfettanteil nutzt du eventuell ungenaue Bio-Impedanz-Geräte oder lässt dir von einem Profi regelmäßig diese Werte messen. Wenn du den Wert, der in meinem Prozess alle drei Monate festgehalten wird, selbst bestimmen möchtest, kannst du dir auch eine Fat-Caliper-Fettmesszange anschaffen.
4. Im letzten Schritt solltest du dir, bevor du überhaupt mit dem Training startest, ein genaues Bild von deinen derzeitigen Kraft- und Ausdauerwerten machen. Hierbei reicht es schon, einige weni-

ge Übungen zu kennen – zum Beispiel Kniebeugen, Liegestütze und Klimmzüge – und deine Wiederholungszahlen sowie deine Trainingsgewichte innerhalb einer bestimmten Zeit zu notieren. Deine Ausdauer kannst du subjektiv beurteilen oder in deinem Fitnessstudio vom Profi prüfen lassen.

Hast du diese Werte, kennst du jetzt deinen Ausgangspunkt. Und natürlich gilt: Je umfangreicher die Diagnose, desto genauer kannst du im Anschluss deine Strategie planen. Im nächsten Schritt darfst du dich nämlich jetzt an die genaue Zielsetzung machen. Über Ziele sprechen wir in einem späteren Kapitel noch genau, denn Ziele und ihre Bestimmung machen einen Großteil deines späteren Erfolgs aus. Wenn du aber bereits deinen Ausgangspunkt kennst, kannst du deine Ziele schon sehr realistisch und objektiv bestimmen.

Ziele sollten so genau wie möglich definiert und in möglichst viele leicht erreichbare Teilziele aufgeteilt werden. Meist macht es auch Sinn, sich Handlungsziele zu setzen, also zum Beispiel eine bestimmte monatliche Trainingshäufigkeit festzulegen. Das ist oft effektiver, als einen bestimmten Gewichtsverlust anzupeilen.

Ich habe in meiner Zeit als Coach festgestellt, dass die meisten Menschen im Grunde genommen wissen, was zu tun wäre, um den Körper den eigenen Vorstellungen nach umzuformen, ihr Übergewicht in den Griff zu bekommen oder ihre Rückenschmerzen zu bekämpfen.

Dass sich ihre Situation nicht ändert, liegt meist einfach nur daran, dass ihr Leidensdruck noch nicht groß genug ist und sie daher ihre Komfortzone nicht verlassen und die Sache richtig angehen wollen.

> Sobald du weißt, wo du stehst und wo du hinwillst, kannst du den Weg festlegen, den du gehen musst, um deine Ziele zu erreichen.

Mit deiner Wissensgrundlage rund um deine Ausgangswerte kannst du jetzt loslegen und bestimmen, wie deine persönliche Strategie aussehen kann, die höchstwahrscheinlich außerhalb deiner Komfortzone liegt. So könnte es etwa dein Ziel sein, deine Kraftwerte zu verbessern, den Körperfettanteil zu senken und damit dein Spiegelbild zu verändern. Danach brauchst du nur noch zu starten, alle Handlungsstrategien umzusetzen und dauerhaft zu prüfen, ob und wie erfolgreich du mit deiner derzeitigen Strategie bist.

Studien beweisen immer wieder, dass nur dann kontinuierlich Erfolg erzielt wird, wenn die Parameter messbar sind. Zudem potenziert sich der Erfolg, wenn die messbaren Parameter regelmäßig überprüft werden. Führe deswegen ab sofort ein Trainingstagebuch, eine Trainingsdokumentation. Führe deine Dokumentation so detailliert wie möglich, sodass du bei deiner regelmäßigen Bewertung der Maßnahmen immer genau weißt, was du zu welcher Zeit getan hast.

Ich habe damals zu Wettkampfzeiten nicht nur meine Gewichte, das aktuelle Training oder die sich steigernden Kraftwerte notiert, sondern auch meine mentale und körperliche Verfassung und meine Stimmung nach jeder Einheit. Dazu habe ich meine Ernährung auf die Kalorie genau festgehalten, meinen Schlaf notiert und alle sonstigen Maßnahmen festgehalten, die mir wichtig erschienen.

Ich behaupte, dass diese Dokumentationswut mit dazu beigetragen hat, dass ich in drei aufeinanderfolgenden Jahren Weltmeister werden konnte. Weil ich einfach zu jeder Zeit nicht nur ganz genau wusste, was ich getan habe, sondern auch immer wusste, was ich zu tun habe. Deshalb gehört die Dokumentation und ständige Evaluation aller Parameter auch zum Coachingprozess mit all meinen Klienten. Durch das Führen eines Trainingstagebuchs kannst du schon nach kurzer Zeit schlechte von guten individuellen Strategien unterscheiden und die perfekte Strategie für dich und deine Ziele entwickeln!

5 DU MACHST KEIN WARM-UP UND KEIN COOL-DOWN

»Der stellt im Grunde sein Auto ab, rennt dann durchs halbe Studio, macht fünf Sätze Bankdrücken und kommt anschließend zu mir und fragt, was er gegen seine Schulterschmerzen tun soll. Und so schnell, wie er gekommen ist, so schnell verlässt er auch das Studio.«

Mein Kollege schimpft kopfschüttelnd über ein Mitglied, das er schon seit Wochen von der richtigen Vor- und Nachbereitung eines Trainings überzeugen will. Ich erlebe dieses Phänomen auch regelmäßig mit zahlreichen anderen Mitgliedern. Ich verschweige meinem Kollegen aber geflissentlich, dass ich zu meinen Anfängen im Bodybuilding genau das gleiche Verhalten an den Tag legte.

Das Training im Kinderzimmer meines Elternhauses verlief ohne Rücksicht auf essenzielle Trainingsgrundsätze und sah auch kein Aufwärmen oder Abkühlen vor. Erst als ich mit 16 Jahren mein erstes Fitnessstudio betrat und meinen ersten Trainingsplan von einem Experten erstellt bekam, wurde mir die Wichtigkeit eines Aufwärmtrainings bewusst. Denn ich spürte am eigenen Körper, wie großartig man sich nach einem Training fühlen kann, wenn man schmerzfrei in die Regeneration startet.

Fakt ist: Wenn du dich möglichst schnell und regelmäßig verletzen, deine Muskeln schon zu Beginn des Trainings überfordern oder ungünstige Entzündungen im Körper provozieren willst, die sich zu chronischen Problemen auswachsen, solltest du das Aufwärmtraining auf jeden Fall streichen.

Auch wenn du dein Trainingspotenzial untergraben willst, darfst du um das Aufwärmtraining einen weiten Bogen machen,

Aber jetzt im Ernst: Diese fünf bis zehn Minuten Trainingsvorbereitung erhöhen deine Körperkerntemperatur, durchbluten deinen Körper und versorgen ihn mit Sauerstoff, um dich optimal auf das Training vorzubereiten. Die Aktivierung der Gelenkschmiere und das langsame Steigern der Muskelspannung schützen dich vor Verletzungen und führen zu geschmeidigen Bewegungen in deinem Training. Sie sorgen aber auch für die mentale Einstimmung, weil du das Training bereits beim Aufwärmen im Geiste durchgehst.

Völlig unterschätzt wird vor allem die Tatsache, dass ein aufgewärmter und gut vorbereiteter Muskel auch mehr Leistung bringt, was bedeutet, dass dich die Zeit, die du in die Vorbereitung investierst, auch stärker macht.

Du bist also an einer dauerhaften Gesundheit interessiert und daran, deine maximale Fitness bei Ausschöpfung deines Potenzials zu erreichen, ohne dass dich Verletzungen oder chronische Schmerzen vom Training abhalten. Aus diesem Grund sollte das Aufwärmtraining zu einem festen Bestandteil deines Trainings werden – fünf bis zehn Minuten, die du vor deinem Training in deine Gesundheit investierst und die folgendermaßen aussehen könnten:

- Beginne mit der allgemeinen Aufwärmung, bei der du möglichst deinen gesamten Körper einbeziehst, bei der also ein Großteil deiner Muskulatur aktiv wird. Trainiere ich im Studio, nutze ich dazu gerne für fünf bis zehn Minuten das Rudererergometer. Trainiere ich in meinem eigenen PT-Studio, verwende ich leichte Kettlebells und absolviere einige Minuten am Stück Kettlebell-Swings. In dieser Phase spüre ich die steigende Temperatur und die sich verbessernde Durchblutung bei erhöhter Atemfrequenz. Hier gehe ich auch mein späteres Training schon mental durch.
- Im nächsten Schritt geht es an die Mobilität des Körpers und gezielt um die Muskulatur, die im späteren Training belastet wird.

Hierbei setze ich auf zwei bis drei der Mobilitätsübungen, die sich schon seit Jahrzehnten in meinem Repertoire befinden, zum Beispiel die Bewegungsabfolge »Squat to Stand« und der Vierfüßlergang (»Caterpillar«). Diese führe ich ohne Zusatzgeräte aus. Ich setze aber auch gerne einen Schlingentrainer ein oder mache Übungen auf der Blackroll und rolle gezielt die Muskeln aus, die im Training unter Dauerfeuer stehen.

- In meinem Training gibt es seit Jahren keine Mobility mehr ohne anschließende Stability. Es folgen also einfache Stabilitätsübungen wie beispielsweise Crawling mit dem eigenen Körper, Turkish Get-ups mit der Kettlebell oder andere Übungen, die optimal zum Training des Tages passen.
- Wenn ich in meiner aktuellen Trainingsphase mit Defiziten zu tun habe, gehe ich diese schon beim Aufwärmen an; das sind meine ***Corrective Exercises***, also korrigierende Übungen. Das können Ausfallschritte zur Stabilisierung meiner Knie sein, Haltungsverbesserungen mit Überkopf-Kniebeugen oder auch Unterarm-Übungen.

Nach diesen fünf bis zehn Minuten Aufwärmtraining bin ich bereit für das Krafttraining. Wichtig ist beim Aufwärmen noch, dass du die Jahreszeit berücksichtigst! Im Winter beispielsweise wirst du länger brauchen, um warm zu sein, als im Sommer bei 30 Grad im Schatten. Optimal aufgewärmt bist du, wenn du leicht zu schwitzen beginnst.

Genauso wichtig wie das Warm-up ist ein ausreichendes und umfangreiches Cool-down, was gerne auch etwas länger als zehn Minuten gehen darf. Hierbei stimmst du den Körper auf die kommende Ruhephase ein und setzt optimale Regenerationsprozesse in Gang. Ich gehe diesen Punkt etwas lockerer an als die Aufwärmphase und mache meist nur eine kleine Ausdauersequenz. Dabei führe ich zum Bei-

> Die Zeit, die du mit Warm-up und Cool-down verbringst, investierst du in deine Gesundheit und das Erreichen deiner Ziele.

spiel lockere einseitige Kettlebell-Swings aus (pro Seite abwechselnd), die meinen Puls binnen weniger Minuten auf gemütliche 70 oder 80 Schläge absenken, um mich körperlich auf die Regeneration vorzubereiten.

Mein erster Coach legte viel Wert auf Dehnungsübungen nach dem Training. Er meinte, dadurch werde die Muskelauflagefläche erhöht, wodurch sich mehr Muskelmasse aufbauen ließe, und die Regeneration werde verbessert.

Heute weiß ich, dass diese Aussagen wissenschaftlich nicht belegt sind. Ich persönlich fühle mich aber nach dem Dehnen sehr gut und habe das Gefühl, dass es meinen Muskeln guttut und sich auch die Regeneration verkürzt. Also: Wissenschaftliche Beweise hin oder her, wenn dir das Dehnprogramm hilft, führe es aus!

Absolviere aber vorher ein kurzes Faszientraining mit einer Blackroll, um deine Faszien optimal vorzubereiten und aus dem anschließenden Dehneffekt den größtmöglichen Nutzen zu ziehen.

Zum Schluss: Wechselduschen mit langen »Eiskalt«-Phasen rundet mein Cool-down perfekt ab und ich bin danach bereit, mich maximal effizient zu erholen!

6 DU TRAINIERST NICHT DEINE AUSDAUER

Die erste Stunde auf dem Laufband hatte ich hinter mir, die Luft stand förmlich, der Schweiß rann mir die Stirn herab und mein Shirt klebte mir am Körper, als wäre ich ins Wasser gesprungen.

»Na, steht bei dir mal wieder ein Wettkampf an?«, hörte ich jemanden fragen. Der aufmerksame Beobachter hatte völlig recht, denn er hat mich vermutlich jedes Jahr die gleichen Rituale durchlaufen sehen. Das Training der Ausdauer stand bei mir tatsächlich damals nur vor Wettkämpfen an.

Hier liegt ein oft zu beobachtender Fehler: Fitnesssportler, die sich nur auf einen Teilaspekt der Fitness konzentrieren, so wie ich damals, kommen nicht in den Genuss dessen, was vollständige Fitness im Alltag, im Beruf und im Sportlerleben zu bieten hat.

Soll heißen: Trainierst du deine Ausdauer nicht oder nur unzureichend, dann geht dir viel von dem, was du mit deinem sportlichen Potenzial erreichen könntest, durch die Lappen. Denn große und schöne Muskeln bringen dir nicht so wirklich viel, wenn du nicht mal kurz einen Sprint hinlegen kannst.

Stell dir vor, du triffst auf einen Kraftsportler, der dich von der Wirksamkeit des Krafttrainings überzeugen will und dir parallel dazu das Ausdauertraining ausredet, denn mit dem Laufband oder dem Crosstrainer baust du ja keine Muskeln auf. Kannst du dir einen solchen Kraftsportler vorstellen? Glückwunsch, dann hast du jetzt ein Bild von mir von vor 20 Jahren!

Das Ausdauertraining war für mich ein rotes Tuch, um das ich außerhalb der Wettkampfvorbereitung einen weiten Bogen machte – ein großer Irrtum, der mir spätestens nach meiner ersten erfolgreichen internationalen Wettkampfteilnahme hätte klar werden müssen. Denn während der Vorbereitung auf einen Wettkampf stand Ausdauertraining immer in hohem Umfang von wenigstens zehn Stunden pro Woche auf dem Plan. In dieser Zeit habe ich mich immer wie ein echter Sportler gefühlt, denn ich war nicht nur besser in Form, sondern fühlte mich auch fit.

Und neben dem Gefühl gab es auch messbare Parameter. So hatte ich beispielsweise bereits mindestens drei Monate vor dem Wettkampf einen Körperfettanteil weit unter 15 Prozent und nach wenigen Monaten ständigen Ausdauertrainings auch langfristig einen Ruhepuls von teils unter 40 Herzschlägen pro Minute.

Auch heute noch sage ich dir ganz ehrlich: Mit Ausdauertraining baust du dir nicht deine Wunschfigur auf. Und trotzdem: Das Ausdauertraining sollte ein Teil deiner Routine sein, denn die positiven Auswirkungen haben durchaus eine Wirkung auf die Wunschfigur, wenn auch eher langfristig und nicht durch das unmittelbare Training selbst, denn du formst deinen Körper nach wie vor mit Krafttraining. Ausdauertraining hat viele Vorteile, auch für die Gesundheit.

1. Du verbesserst deine Herzgesundheit und förderst deine Herzleistung. Du gerätst einfach nicht mehr so schnell aus der Puste, erhöhst deine Lebensqualität und sogar deine Lebenszeit. Innerhalb eines Jahres kannst du durch regelmäßiges Ausdauertraining deinen Ruhepuls um fünf Herzschläge pro Minute senken.
2. Regelmäßiges Ausdauertraining bewirkt auch die stetige Stärkung deines Immunsystems, was du besonders zu schätzen lernst, wenn sich alle um dich herum mit der Grippe plagen und du topfit bist.
3. Du wirst eine enorme Steigerung deiner Regenerationsfähigkeit bemerken, denn du schläfst besser, bist fitter und nach harten Trainingseinheiten schneller wieder erholt.

4. All diese Körperreaktionen werden sich auch auf deinen Geist auswirken, was dazu führt, dass du dich einfach großartig fühlst.
5. Und natürlich bewirkt das zusätzliche Ausdauertraining auch einen zusätzlichen Verlust an überflüssigem Körperfett, da du dadurch auch zusätzliche Kalorien verbrennst.

Überzeugt? Dann lass mich dir einige Ideen mit auf den Weg geben, wie du das Ausdauertraining fast unbemerkt in deine Strategie mit einbaust, ohne dass es dich stresst oder dir wertvolle Zeit für dein (hoffentlich) lieb gewonnenes Krafttraining raubt.

Grundsätzlich verbringen wir alle viel zu viel Lebenszeit im Sitzen, und das nicht nur im Büro, sondern auch auf der Couch vor dem Fernseher. Aber es muss nicht immer die Couch sein. Warum zum Beispiel nicht das Bike vor den Fernseher schieben und dann, immer noch sitzend, aber immerhin sportlich, den Film oder die Serien-Doppelfolge genießen?

Ein Laufband in den eigenen vier Wänden kann auch Sinn machen, denn der Weg zum Fitnessstudio ist nicht immer bequem, vor allem nicht nach einem harten Tag im Büro. Und wenn das Laufband dann auch noch in unmittelbarer Nähe zum Fernseher steht, umso besser. Oder du machst einen zügigen Spaziergang an der frischen Luft. Sauerstoff ist essenziell und trägt zur Fettverbrennung bei, denn Fett kann nur mit ausreichend viel Sauerstoff optimal oxidieren, also verbrannt werden.

Plane künftig nach jedem deiner Krafttrainings ein fünfminütiges Ausdauertraining mit ein. Fünf Minuten sind schnell vorbei; diese Hürde ist niedrig genug, um es einfach mal auszuprobieren. Du kannst immer noch auf eine andere Idee umschwenken, aber fünf Minuten deiner Zeit dürfte der Versuch wert sein.

7 DU DENKST, DASS DU VOM FITNESSSTUDIO ABHÄNGIG BIST

»Wie läuft das Training, wenn ich auf Geschäftsreisen bin? Ich kann ja schlecht das Fitnessstudio mitnehmen?« Diese Frage höre ich regelmäßig und meine Antwort lautet immer: »Du führst dein Training wie gewohnt fort, allerdings unter anderen Rahmenbedingungen.«

Einer der größten Fehler, den ambitionierte Sportler fast immer machen, ist es, sich von seinem Fitnessstudio abhängig gemacht zu haben. Es ist klasse, wenn du dich in deinem Studio wohlfühlst, aber du musst kreativ und flexibel bleiben, wenn du viel unterwegs bist. Wer sich von seiner regulären Trainingsumgebung abhängig macht, wird mit unnötigen Trainingspausen und stetigen Unterbrechungen des Fortschritts rechnen müssen. Aber wieso solltest du nicht auch auf Reisen ebenso trainieren können wie gewohnt? Du hast doch das wichtigste Trainingsgerät immer dabei: deinen Körper!

Aber nicht nur, dass das Training mit dem eigenen Körpergewicht völlig unterschätzt wird, auch Kleingeräte wie elastische Bänder, Kugelhanteln und Sling-Trainer sind für das Training unterwegs wie geschaffen. Vielleicht würde deine 16-Kilo-Kettlebell das Handgepäck sprengen, aber ein Sling oder elastische Bänder sicher nicht.

Daher macht es Sinn, dich bereits im Fitnessstudio an diese Geräte zu gewöhnen und sie in deine Planung zu integrieren. Sportler, die das Training mit dem eigenen Körpergewicht favorisieren, kommen natürlich gar nicht erst in die missliche Lage, sich für die Reise eine andere Trainingsplanung überlegen zu müssen.

Beim Training mit dem eigenen Körper, Kettlebells, einem Sling oder auch Bändern sparst du dir den Weg zum Fitnessstudio und eventuell sogar den Mitgliedsbeitrag. Du kannst zudem völlig ortsunabhängig und zu jeder Zeit trainieren – in Malibu am Strand oder nach der langen Konferenz in deinem Hotelzimmer um 23 Uhr abends.

Dazu kommt natürlich auch der Vorteil des komplexen Trainings im Gegensatz zum Maschinentraining, was zu völlig neuen Trainingsreizen im Hinblick auf Stabilität und Mobility führt. Wenn es dir um Athletik oder die Umformung deines Körpers geht, sollten diese Kleingeräte ganz oben auf deiner Liste stehen, vor allem wenn es dir nicht nur auf den Aufbau großer Muskelmasse ankommt.

Gut, wenn du so sehr mit der Langhantel und dem Eisen verwachsen bist wie ich, weißt du dein schweres Krafttraining zu schätzen, aber auch ich setze mittlerweile viel mehr auf funktionelles Training mit Kettlebell, Sling und Co. Ich will heute mehr als damals nicht nur Muskeln aufbauen, sondern auch intelligente Muskulatur entwickeln, die mich im Alltag leistungsfähiger macht.

Als ich die Kettlebell in mein Training integrierte, erlebte ich, was wahre Fitness bedeutet und dass sie über die reine Optik des Körpers weit hinausgeht! Wenn du das erste Mal in bester Qualität deinen 50. Liegestütz in Folge absolviert hast oder im TRX an deinen Pistol-Kniebeugen schraubst, weißt du, was ich meine.

Wenn du das Level eines Einsteigers überschritten hast, solltest du Maschinen nur dann nutzen, wenn du mal wieder Gewicht, also pure Kraft, machen willst, ohne an den Bewegungsablauf denken zu müssen. Andernfalls sind Maschinen nur Beiwerk.

Wie vielfältig gehst du vor? Was macht dir keinen Spaß? Wo siehst du Entwicklungspotenzial? Plane doch mal wieder klassische Liegestütze mit ein, tausche die Bauchmaschine gegen den Plank im TRX oder ersetze deine 30-minütige Ausdauereinheit auf dem Fahrrad doch mal gegen fünf Minuten Kettlebell-Swings. Diese kleinen Veränderungen könnten dein gesamtes Training revolutionieren.

8 DU TRAINIERST MIT VIEL ZU SCHWEREN GEWICHTEN

»Bei allem Respekt, leg bitte noch eine Scheibe drauf, ich bin nicht zum Spielen, sondern zum Trainieren hier.«

Meine ersten Trainingsjahre waren geprägt von harten Trainingseinheiten, Schweiß und leider auch vermeidbaren Schmerzen. Wenn du selbst ein Heißsporn bist wie ich damals, wirst du leicht nachvollziehen können, welcher gravierende Fehler sich wie ein roter Faden jahrelang durch meine Trainingseinheiten zog. Ich wollte beweisen, was in mir steckt, und so habe ich etliche Jahre übermäßig viel und übermäßig schwer trainiert.

Training bedeutet zwar vielleicht, in den Kampf gegen den eigenen Körper zu ziehen, aber diesen Kampf sollte der kluge Stratege dominieren, der ich damals nicht gewesen bin. Vielleicht gibt es auch in deinem Studio einen Sportler, der wie ein Gockel herumstolziert und mit deutlich zu schweren Gewichten trainiert. Dieser Sportler war auch ich in meinen ersten Jahren. Mein Mantra damals: »Ich muss das Gewicht schaffen, egal wie!« Selbst wenn ich das dann zum Beispiel beim Bankdrücken meinen Trainingspartner ausbaden ließ oder bei der Beinpresse mit zu viel Last nach einem Krampf im Bein die schweren Platten klirrend zu Boden knallten.

> Dein Ego zur Schau zu stellen und schwere Gewichte zu bewegen, irgendwie, statt kontrolliert, ist immer eine ziemlich schlechte Idee.

Im besten Fall versaust du dir deine Symmetrie, verschlechtert sich von Training zu Training deine Bewegungsausführung oder kompensiert dein Körper das zu schwere Gewicht mit einer unsauberen Bewegungstechnik. Im schlechtesten Fall ziehst du dir mit den zu schweren Gewichten die schlimmsten Verletzungen zu, die zu irreparablen Schäden an Muskeln, Sehnen, Bändern und Knochen führen und dich auf Lebenszeit begleiten werden.

Ich hatte viel Glück und habe mich nicht verletzt. Aber auch ich hatte etliche kleine Zipperlein, Entzündungen und Gelenkschmerzen, die mir das Leben schwer machten.

Aber erst als ein Coach in meinem damaligen Fitnessstudio mit mir ein ernstes Wort sprach, wurden mir die möglichen Schäden und Folgen meines Handelns klar. Er sagte zu mir:

»Stell dir vor, du fährst deinen teuren Sportwagen immer mit Vollgas, egal, ob du ihn am frühen Morgen aus der Garage holst oder schon eine Tagesstrecke hinter dir hast. Was denkst du, wie oft du mit dem Wagen in die Werkstatt musst? Was denkst du, wie lange du mit diesem tollen und teuren Auto Spaß haben wirst?«

Immer Vollgas zu fahren, wirft dich aus der Bahn und bringt dich möglicherweise ins Grab! Und das Auto, egal, wie teuer es sein mag, kannst du ersetzen, deinen Körper aber nicht. Also sei klüger als ich damals. Es spricht nichts dagegen, im Training alles zu geben, aber zwischen Fordern und Überfordern verläuft oft nur ein schmaler Grat. Einer meiner Leitsätze, den ich leider erst nach einigen Trainingsjahren für mich aufstellte, lautet: Technik vor Gewicht!

Also fordere dich, aber überfordere dich nicht ständig und behalte immer die perfekte Technik im Auge. Heute bin ich nicht nur für meine Klienten der kluge Stratege, sondern auch bei meinen eigenen Trainingseinheiten.

Daher gilt auch für mich: Egal, ob ich drei-, vier- oder fünfmal die Woche trainiere, mindestens einmal pro Woche steht Techniktraining an. An diesem Tag werden die Gewichte stark heruntergefahren und ich richte mein Augenmerk auf die Verbesserung der

Bewegungstechnik jeder wichtigen Übung meines aktuellen Trainingsplans.

Nimm hierzu vielleicht die Hälfte deines Maximalgewichts und konzentriere dich voll auf deine Technik. Videos, die du nachher anschauen kannst, helfen dann bei deinem Weg zur perfekten Technik.

Außerdem gilt der Grundsatz, dass das schwerste Gewicht im nachfolgenden Training bestätigt, also wiederholt, werden muss, bevor ich es dann im darauffolgenden Training vielleicht wiederum erhöhe, wenn es die Leistung zulässt. Das unterstützt nicht nur die Technik und die Anpassung des Körpers, sondern schützt mich auch vor meinem Übereifer und möglichen Verletzungen. Zudem tut es gut, wenn man nicht ständig mit noch schwereren Gewichten konfrontiert wird.

Aber einmal die Woche gebe ich richtig Vollgas! Diese harten und noch härteren Einheiten sind der Treibstoff, der mich zum Bodybuilder gemacht hat und mich auch heute noch erleben lässt, zu was der Körper imstande ist. Und dennoch gilt auch in diesen Einheiten: Technik vor Gewicht, auch wenn Maximalgewichte angestrebt werden!

Und dann kommt natürlich in jedem Training auch meine persönliche Superkraft ins Spiel, die Autoregulation, die mein tägliches Training bestimmt. Autoregulation bedeutet, auf deine aktuelle Tagesform zu achten, die subtilen Signale deines Körpers zu verstehen. Diese Fähigkeit solltest du dir frühzeitig aneignen, um deinem Körper das zu geben, was er braucht. Steht also heute ein schwerer Trainingstag an und du merkst schon bei den Aufwärmsätzen, dass du heute nicht zu Höchstleistungen fähig bist, höre auf deinen Körper. So kann aus dem schweren Training auch ein Techniktraining werden.

Sei also klug und höre dauerhaft und ganz genau auf die Stimme deines Körpers. Als Leitlinie, wann ich die Gewichte steigere, habe ich für mich vor vielen Jahren die folgenden kleinen Regeln aufgestellt:

Ich setze mir zum Ziel, bei bester Technik die geforderte Wiederholungszahl unter Berücksichtigung aller Trainingsparameter, also auch meiner Gewichtsvorgaben, zu erreichen. Erfülle ich diese Vorgaben samt der Wiederholungszahl, bestätige ich im nachfolgenden Training das Gewicht. Bin ich bei der gegebenen Tagesform sogar so stark, dass ich meine geforderte Wiederholungszahl um mindestens drei zusätzliche Wiederholungen übertreffen kann, erhöhe ich im kommenden Training vorsichtig das Gewicht.

Kann ich die Vorgaben in einem Training nicht erfüllen, behalte ich das Gewicht auch beim nächsten Training bei. Ist es mir auch dann nicht möglich, bei bester Technik die angestrebte Wiederholungszahl mit gegebenem Gewicht zu erreichen, reduziere ich beim kommenden Training das Gewicht auf das letztmalig erfüllte Trainingsgewicht und wiederhole diese Vorgehensweise, bis ich die Vorgabe erfülle.

Mit dieser sehr simplen Methode konnte ich in den letzten zwei Jahrzehnten erfolgreich Trainingsverletzungen vermeiden und stetig Fortschritte erzielen.

9 DEINE TRAININGS-STRATEGIE PASST NICHT ZU DEINEM ALLTAG

»Ich muss die Karten auf den Tisch legen: Mit deinem aktuellen Pensum kannst du nur restlos scheitern. Das Allerwichtigste für dich ist, einen Weg zu finden, der Sport und Gesundheit in deinen Lifestyle integriert. Es funktioniert nicht, wenn du dein Leben, deinen Alltag und deinen Lebensstil den Zwängen eines Fitnessprogramms unterwirfst. Du brauchst deine ganz individuelle Lösung!«

Das sagte ich einer Klientin vor ihrem sagenhaften Paradigmenwechsel.

Und da sind wir nun, drei Monate später, freudestrahlend vor unseren Webcams, und können viele kleine und größere Erfolge feiern. In den ersten drei Monaten ihres Onlinecoachings hat sie einen Lifestyle gefunden, bei dem ihr Traumjob sich völlig reibungslos mit ihrem Fitnessprogramm in Einklang bringen lässt.

Ihr vorrangiges Ziel war es, ihre Strategien von mir überprüfen zu lassen, weil sie sich seit Monaten in einer Zwickmühle befand, aus der sie selbst nicht herausfinden konnte. Sie hatte einen stressigen, fordernden Job und wollte sich in ihrem Körper endlich wieder wohlfühlen. Sie begann damit, in der Mittagspause spazieren zu gehen, viermal pro Woche um 6 Uhr morgens zu trainieren, obwohl sie eher ein Nachtmensch ist, und stellte ihre Ernährung von heute auf morgen komplett um. Ein ambitionierter Plan!

Wenn sie ihn hätte umsetzen können, hätte sie vermutlich schnelle Erfolge erzielt. Aber genau hier lag das Problem. Sie versuchte, ihren Alltag mit der Brechstange von jetzt auf gleich völlig umzukrempeln. Diesen Fehler machen 99 Prozent aller Menschen, die sich mit Sport und einer Ernährungsumstellung ein neues Leben in Rekordzeit wünschen.

> Die Kunst besteht darin, den Sport und alle Routinen, die dich zu deiner Version 2.0 führen sollen, möglichst sanft in deinen bestehenden Lifestyle zu integrieren.

Fast jeder, den ich in den letzten Jahrzehnten kennenlernte und der keinen dauerhaften Erfolg hatte, hat diese Methode probiert.

Nur so kann es funktionieren, denn deinen Lifestyle lebst du schon seit Jahrzehnten. Denkst du, du kannst von heute auf morgen alles anders machen als bisher? Selbst wenn du der disziplinierteste Mensch auf Erden bist? Nein. Und so war es auch bei besagter Klientin.

Zu ihrer Gesundheitsplanung schaute ich mir auch ihren Alltag an und erfuhr eine ganze Menge über ihren Lifestyle. Über die 50-Stunden-Arbeitswoche hinaus hatte sie an vielen Abenden unter der Woche Meetings mit Geschäftspartnern, ging am Wochenende auf die eine oder andere Dinnerparty und war mehrmals im Monat geschäftlich unterwegs. Alles Gründe, die gegen vier Trainingseinheiten pro Woche sprechen. Aber auch das Einhalten einer festen Ernährungsstrategie fiel ihr schwer, denn Partys nur mit Salat und Selters zu verbringen, machte ihr keinen Spaß.

Das allergrößte Problem ergab sich aber im Hinblick auf das Fitnessstudio. Denn zum einen musste sie an manchen ihrer geplanten Trainingstage dann doch noch spontan einen Termin wahrnehmen und zum anderen war sie ständig auf Reisen. Sie war frustriert und resigniert, weil nichts funktionierte.

Ich übertreibe nicht, wenn ich sage, dass wir mit einer vollkommen abgespeckten Version ihrer Trainings- und vor allem Lifestyle-Strategie einen echten Raketenstart hinlegten. Nicht nur, weil wir etliches wegließen, sondern auch, weil sie echte Freiheit und Unabhängigkeit dazugewann. Die größten Erfolge kann man oft mit der Methode »Weniger ist mehr« erzielen.

Also, was war das grundlegende Hindernis ihrer Strategie? Sie passte nicht in ihren Alltag. Stattdessen brauchte sie Freiheit und Flexibilität in vollem Maße! Bei der Ernährung wählten wir die 80-Prozent-Strategie, bei der sie sich zu 80 Prozent an ihre Ernährungsvorgaben halten sollte, aber bei Geschäftsessen und Dinnerpartys eine Ausnahme machen durfte.

Auch beim Training im Fitnessstudio sollte sie flexibel bleiben dürfen. Wenn sie ihr Training am dafür vorgesehenen Trainingstag nicht einhalten konnte und wenn sie auf Geschäftsreise war, durfte sie ihr Training streichen und stattdessen zu Hause trainieren. Ihr Training fand dann einfach mit dem TRX (Sling-Trainer) statt. Mit diesem Gerät hatte sie die absolute Freiheit, zu jeder Zeit und an jedem Ort ihr Training durchführen zu können, denn das TRX passte sogar ins Handgepäck und war innerhalb ihrer ersten drei Coachingmonate auch bei jeder Reise mit dabei.

Und wie sieht es heute aus? Ich habe sie über ein halbes Jahr begleitet – mit durchgehendem Erfolg. Und das lag daran, dass sie den Sport, gesunde Ernährung und gesunde Routinen um ihren bestehenden Arbeitsalltag herum plante. Die zeitliche und räumliche Flexibilität beim Training war zweifelsohne ihre Wunderwaffe!

Fakt ist: Dein Fitnessprogramm muss in deinen Alltag passen, niemals andersherum.

Der größte Fehler, den du machen kannst, ist, zum Erreichen deiner Ziele einen Weg einzuschlagen, der nicht zum Rest deines Lebens passt. Denn dabei kollidieren deine angedachten Strategien immer mit deinem Lifestyle und du wirst bitter enttäuscht.

10 DU TRAINIERST NICHT SO, WIE ES DEINE ZIELE ERFORDERN

Am frühen Samstagmorgen sitze ich einem gut gelaunten Paar gegenüber, das sich von mir bis zur Hochzeit in sechs Monaten coachen lassen will. »Wir sind wirklich ambitioniert und tun, was zu tun ist. Ich selbst will nicht nur in den Anzug passen, sondern auch mein Fett loswerden, etwas Muskeln aufbauen, stärker werden und meinen Körper insgesamt definieren.«

Sie wirft daraufhin ein, dass das für sie ebenfalls zutrifft, sie allerdings natürlich keine Muskeln aufbauen will und mit ihrem Training kaum vom Fleck kommt. Was mich im weiteren Verlauf des Gesprächs irritiert, ist nicht die Tatsache, dass sie als Frau »natürlich« keine Muskeln aufbauen will, sondern dass die beiden, so gleich ihre Ziele auch sind, völlig unterschiedlich vorgehen.

Während er mit Krafttraining seine körperlichen Ziele angeht, dazu Ausdauertraining als Zusatz und als ergänzende Option, Fett zu verbrennen, anwendet, meidet sie das Krafttraining und strampelt sich stattdessen stundenlang auf dem Stepper ab, mit mäßigem Erfolg.

Er hat mit seinem Training gute Fortschritte gemacht und wünscht sich mit dem Personal Training nur eine Abkürzung und Leistungssteigerung. Sie hingegen benötigt zuerst mal eine echte Strategie.

Um es auf den Punkt zu bringen: Zu wissen, was du willst, ist großartig. Dann aber in die entgegengesetzte Richtung zu rennen, ist nicht nur Zeitverschwendung, sondern auch frustrierend. Also, renn nicht blind los und vor allem nicht in die falsche Richtung! Wenn du mit dem Training beginnst und dir deiner Ziele bewusst bist, schau dir als Nächstes an, was du genau tun musst, um diese Ziele zu erreichen. Weißt du nicht, wie du deine Ziele genau definierst, blättere vor bis Seite 156.

Wenn du entgegen deinen Zielen handelst, egal ob bewusst oder unbewusst, wird das ein Rennen, was du nicht gewinnst. Du kennst dann deinen Zielhafen, paddelst aber ohne Kompass oder Karte auf dem Ozean umher. Ausdauertraining zu betreiben, wenn du deine Muskeln definieren möchtest, ist nett, um geringfügig oder moderat Körperfett zu verlieren und deine Herzmuskulatur zu stärken, den Cholesterinspiegel zu senken und deine Willenskraft mit langen Einheiten zu triggern. Aber deine Muskeln werden damit nur bedingt straffer und definierter. Andersherum würdest du ja auch keine Gewichte stemmen, wenn du den Ruhepuls senken willst, sondern eher joggen, schwimmen oder Radfahren, auch wenn sich dies mit Krafttraining ebenfalls lösen ließe. Im Laufe der letzten Jahre habe ich immer wieder festgestellt, dass die meisten Menschen, egal, wie unterschiedlich sie sind, ganz ähnliche Ziele haben, und zwar folgende:

Dein Ziel kannst du nur mit einer Strategie erreichen, die auch genau zu diesem Ziel passt.

1. Das Körpergewicht senken
2. Den Körper straffen und Muskeln definieren
3. Fett verlieren und Muskeln aufbauen
4. Sich einen athletischen oder schlanken Körper antrainieren

Die Ziele unterscheiden sich nur geringfügig bei Männern und Frauen. Und das bedeutet: Wenn die obigen Ziele auch deine Ziele sind, dann kannst du als Frau genauso trainieren wie ein Mann mit denselben Zielen.

Männer gehen meist intuitiv zumindest in die richtige Richtung, wobei Frauen leider oft den falschen Weg einschlagen. Während

Frauen sich mit Ausdauertraining einen knackigen Po, schöne Beine und einen schlanken Körper erhoffen, bauen Männer mit Krafttraining schon die Muskeln auf, die dazu notwendig wären.

Mein Rat an dich lautet also: Beschäftige dich intensiv mit deinem Ziel und mit deiner zielführenden Strategie. Lass dich vielleicht gerade am Anfang des Weges ein Stück weit von einem Profi begleiten und verlass dich darauf, welche Strategie dein Personal Trainer dir dann empfiehlt. Selbst wenn du nur ein kurzes Stück mit einem Experten gehst, wird das deinen Blick für das Wesentliche schärfen und du wirst später, wenn du wieder alleine auf dich gestellt bist, viel seltener vom richtigen Weg abkommen.

Und wichtig: Tu nicht das Gegenteil von dem, was du tun musst, auch wenn das viel bequemer wäre! Wenn dein Ziel ein straffer, knackiger und athletischer Körper ist, solltest du zum Beispiel eher Widerstandstraining machen, statt jede Woche zehn Stunden auf einem Laufband oder einem Stepper zu verbringen.

Beim Training herrschen oft Wechselwirkungen, eins funktioniert nicht ohne das andere. Wenn du deine Muskeln definieren möchtest, ohne dabei an Gewicht einzubüßen, dann darfst du nicht auf Ausdauertraining setzen, sondern musst zur schweren Hantel greifen oder beides in optimaler Kombination miteinander anwenden. Denn das eine (Muskeln definieren) kann ohne das andere (Krafttraining) einfach nicht funktionieren.

Wenn du als Frau deine Muskeln definieren möchtest, aber Angst hast, dass deine Oberschenkel hochwertige Muskelmasse zulegen, wird dich das davon abhalten, das Richtige zu tun, um zu erreichen, dass deine Oberschenkel athletischer und definierter werden. Das Wissen um deine Ziele und die exakten Strategien, um diese Ziele zu erreichen, kann dir künftig viel Zeit und Frust ersparen.

Es kommt auf dich persönlich und dein individuelles Ziel an.

11 DU TRAINIERST MIT VIEL ZU WENIG GEWICHT

Was kann schlimmer sein, als beim Training so hohe Gewichte zu verwenden, dass man Gefahr läuft, sich ernsthaft zu verletzen?

Diese Frage habe ich mir oft gestellt und erst nach etlichen Jahren in der Fitnessbranche eine Antwort darauf bekommen. Ich arbeitete damals in einem Studio mit eher jüngerem Publikum, als ich an der Beinpresse vorbeikam und zweimal hinschauen musste.

»Sag mal, sind die Gewichte, die du verwendest, in Ordnung für dich?«

»Hallo, ja, alles super, danke.«

Wäre ich Comiczeichner, sähest du jetzt eine Karikatur mit einer jungen Frau, die beim Training an der Beinpresse ein Modemagazin auf den Beinen liegen hat.

Meine Frage war also durchaus ironisch gemeint. Ich konnte mir diesen Kommentar nicht verkneifen, denn ich kannte sie. Sie hatte bei der Neuanmeldung im vorherigen Jahr bei mir eine Trainingsstunde gebucht und seither hatte ich leider nicht mehr viel von ihr gehört.

»Mein Ziel ist ein schlanker und knackiger Körper. Muss ich dann wirklich Krafttraining machen? Ich will auf keinen Fall wie Hulk aussehen«, so ihre Aussage damals.

Ähnliche Aussagen höre ich immer wieder, auch wenn Frauen gar nicht die genetischen Voraussetzungen erfüllen, um große Muskeln aufzubauen.

Was ich aber sagen will: Die Frau trainierte nach fast einem Jahr noch immer mit den Gewichten, die ich ihr in der ersten Trainingsstunde als Aufwärmgewichte eingestellt hatte. Dabei hatte ihr Körper sich offensichtlich so sehr an die Belastung gewöhnt, dass sie noch in aller Ruhe ihr Modemagazin lesen konnte.

Das, was hauptsächlich Männer beim Krafttraining zu viel an Gewicht auflegen, legen vornehmlich Frauen (meist aus Angst, große Muskeln aufzubauen) oft zu wenig auf. In beiden Fällen bleiben die Erfolge bescheiden – entweder (im schlechtesten Fall) aufgrund von Verletzungen oder weil der Körper keinen Grund hat, sich anzupassen, wenn man immer nur die kleinsten Hanteln bewegt.

Was kannst du tun, um diesen Fehler zu vermeiden? Alles, was du auch sonst bei klugem Krafttraining tust, wenn du auf weitsichtige und strategische Weise deine Ziele erreichen willst. Berücksichtige die Hinweise zur Steigerung der Gewichte, beachte auch immer die Regel »Technik vor Gewicht« und steigere auch als Frau deine Gewichte, ohne Angst davor zu haben, zu muskulös und unweiblich zu werden.

Wichtig ist: Von einem Krafttraining, das trainingswirksame Reize auslöst, die deinen Körper verändern können, spricht man erst bei Krafteinsätzen von mindestens 30 Prozent der Maximalkraft. Alles andere fällt unter das Ausdauertraining.

Hartnäckig hält sich der Mythos, dass viele Wiederholungen den Körper straffen, aber mit zu leichtem Gewicht wird dein Körper auch bei Unmengen an Wiederholungen nicht straffer, weil er keine Muskeln aufbaut. Nicht dass beim Verwenden leichter Gewichte im Körper überhaupt nichts passiert, außer du machst parallel dazu eine Reduktionsdiät, denn dann verlierst du auch höchstwahrscheinlich Muskelmasse. Allerdings braucht der Körper bei zu leichtem Krafttraining im besten Fall nur wenige Wochen, vielleicht Monate, um sich vollends an die neue Belastung zu gewöhnen. Bis dahin machst du Fortschritte, die dann aber leider jäh zum Erliegen kommen.

Denn jetzt müsste eigentlich der nächste Schritt folgen, eine progressive Anpassung des gesamten Trainings – vom Plan bis zu den Übungen, über die Gewichte –, damit du durch dein Training stetig auf ein höheres Niveau kommst.

Ansonsten bleibt das Erreichen der Wunschfigur nun mal eine Never Ending Story und die Zeit beim Training hättest du definitiv sinnvoller nutzen können.

Was solltest du also tun? Einige Seiten zurückblättern und dir die Strategien zur Steuerung des Trainings und der Anpassung deiner Gewichte anschauen, über die ich im Kapitel »Du trainierst mit viel zu schweren Gewichten« schreibe.

Und du solltest im Krafttraining Gewichte mit mindestens 30 Prozent deiner Maximalkraft bewegen, bis du stärker geworden bist, um weiter zu steigern, und keine Modemagazine beim Training lesen musst.

Der beste Weg ist, sich die Trainingsgewichte im Training zu notieren und dann eine stetige Aufwärtskurve zu erreichen. Wenn du so über die Monate und Jahre deine Gewichte deinem Trainingsniveau anpasst, wird der Traum vom Wunschkörper wahr, ohne dass du Gefahr läufst, wie Hulk auszusehen.

12 DU DENKST, DU BRAUCHST KEINE ANLEITUNG VON EINEM EXPERTEN

Was individuelle »Ausführungsinterpretationen« zu einzelnen Übungen betrifft, so habe ich in den letzten 28 Jahren in Fitnessstudios Dinge erlebt, bei denen jeder erfahrene Sportler die Hände überm Kopf zusammenschlagen würde.

Schon mal Kniebeugen auf Zehenspitzen und mit Rundrücken gesehen? Kreuzheben mit weit ausgestreckten Armen und Rundrücken? Bankdrücken mit auf der Bank aufgestellten Beinen? Kommt alles vor. Und nicht nur bei den Grundübungen kannst du im Fitnessstudio die kuriosesten Bewegungen sehen, auch das Gerätetraining wird nicht selten völlig umgestaltet. Besonders als Anfänger ist es wichtig, den optimalen Bewegungsablauf von Beginn an korrekt einzuüben. Denn Technikfehler, egal welcher Art, können verheerende Schäden am Körper verursachen – vom Muskelfaserriss über Gelenkschäden bis zum Bandscheibenvorfall ist alles dabei, wenn man nicht gegenlenkt!

Was solltest du also tun, um selber solche Fehler zu vermeiden? Nach einer ersten Lektüre zu Training, Ernährung etc. im Vorfeld ist die sinnvollste erste Anlaufstelle ein Trainer im Fitnessstudio deiner Wahl. Mithilfe eines Einstiegs-Trainingsplans und einer oftmals kostenfreien Trainingsstunde bekommst du einen rudimentären Überblick darüber, wie du deine Ziele mithilfe des Trainings erreichst, wie und auf welche Weise du deine Muskeln trainieren solltest und wie die einzelnen Übungen dazu ausgeführt werden.

Da Anfänger und Wiedereinsteiger dazu an den entsprechenden Maschinen trainieren, lassen sich Trainingsfehler nach einer ausführlichen Einweisung erst einmal ausschließen.

Aber Moment mal! Maschinentraining? Ja. Auch wenn ein angehender Fitnesssportler den Umstieg von der Maschine zu freien Grundübungen möglichst schnell vollziehen sollte, so bietet sie Einsteigern doch den allerbesten und leichtesten Start, um sich mit der Funktionsweise des Muskels und den richtigen Bewegungsabläufen vertraut zu machen.

Auch für den Autoführerschein musst du vorher Stunden nehmen, dich mit dem Auto und den Gegebenheiten im Straßenverkehr auseinandersetzen. Und bevor du die Prüfung nicht bestehst, darfst du dich auch nicht in ein Auto setzen, um auf eigene Faust und ohne Fahrlehrer die Straßen unsicher zu machen. Dazu kommt, dass du nach bestandener Fahrprüfung vermutlich nicht direkt an deinem ersten Formel-1-Rennen teilnehmen wirst. Beim Krafttraining verhält es sich ganz genauso.

Jeder fängt mal klein an und Geduld ist in diesem Fall eine Tugend. Deine Zeit wird kommen und dann werden auch Kniebeugen für dich auf dem Plan stehen.

Aber wenn dir das alles nicht reicht, dir nicht schnell genug geht, du mehr erreichen willst als deine Kollegen und du Sicherheit und optimale Performance in jedem Aspekt willst, dann ist der beste Weg ein Personal Trainer an deiner Seite. Nur mit einem persönlichen Coach, der dich im Training begleitet, der deine Ernährung anpasst und der immer einschätzen kann, wo du gerade stehst und welches die nächsten Schritte auf deiner Reise sein sollten, holst du das Allerbeste aus dir heraus.

So lernst du die beste Ausführung. Die Trainingsfehler, die leider Zehntausende täglich in Fitnessstudios auf der ganzen Welt machen, musst du nicht mal mehr im Kopf haben, sondern kannst dich voll und ganz auf deinen Personal Trainer verlassen. Aber wie findest du den für dich passenden Personal Trainer?

1. Suche im Internet nach Personal Trainern in deiner Umgebung.
2. Schau dir die Homepages und Spezifikationen der jeweiligen Personal Trainer an. Mit welchen Werkzeugen arbeitet er oder sie?
3. Auf welchen Kanälen ist der Coach aktiv? Kannst du sie oder ihn vielleicht schon im Vorfeld über einen Podcast kennenlernen? Du glaubst nicht, wie faszinierend dieses Medium ist!
4. Bietet er oder sie Probetrainings oder kostenlose Erstberatungen an? Hat er/sie ein eigenes Studio oder fährt er/sie auch zu Klienten raus?
5. Welches Bauchgefühl hast du?

Wenn alles passt, mach deinen ersten Termin und genieße das Rundum-sorglos-Paket. Du wirst schneller in Form kommen, wirst dich schneller topfit fühlen, wirst schneller deine Ziele erreichen und vor allem: Du kannst dich entspannen, weil es keine Unsicherheiten auf deinem Weg zum Ziel gibt. Dein Personal Trainer wird alles, was du wissen und tun musst, für dich bereithalten.

> Bevor du zum Profi wirst, machst du dich erst mit den Grundlagen vertraut.

Der Wissensvorsprung eines Personal Trainers mit mehreren Jahrzehnten Erfahrung ist enorm. Meiner Erfahrung nach erreichen Menschen viermal schneller ihre Ziele, als würden sie alleine trainieren. Es gibt natürlich sehr gute Bücher und tolle Videos auf ausgesuchten Kanälen, aber der Königsweg, um auch selbst ein Meister zu werden, ist der Profi an deiner Seite.

13 DU TRAINIERST IN DER FALSCHEN REIHENFOLGE

»Soll ich das Ausdauertraining vor dem Krafttraining machen oder umgekehrt?«

Das ist der Spitzenreiter unter den Fragen, die sich (und mir) Fitnessbegeisterte immer wieder stellen.

Letztlich kommt es natürlich ganz darauf an, wo du deine Priorität setzt. Ist es dir wichtig, deine Herzgesundheit zu verbessern, deinen Blutdruck und den Ruhepuls zu reduzieren, Stress abzubauen und schlichtweg deine Ausdauer dauerhaft zu verbessern? Oder legst du mehr Wert auf die Umformung deiner Figur, den Aufbau von intelligenter und knackiger Muskelmasse?

Wenn Ersteres der Fall ist, bist du ein Ausdauersportler und solltest dein großes Ausdauertraining vor dem kurzen und lediglich ergänzenden Krafttraining absolvieren. Aber wenn du ein Fitnesssportler bist, für den Ausdauer nur ein Puzzleteil auf dem Weg zur Wunschfigur ist, gehört für dich das Ausdauertraining, vor allem wenn es ausgiebig ist, ans Ende der Trainingseinheit, vielleicht sogar besser noch an einen anderen Tag.

Die größten Nachteile, wenn du das Ausdauertraining vor das umfangreiche Krafttraining setzt, sind folgende:

1. Durch das Ausdauertraining verbrauchst du eine nicht unbeträchtliche Menge an Energie, die dir dann beim Krafttraining fehlt.
2. Wenn das Ausdauer- und Krafttraining lang ist und zusammen

ausgeführt mehrere Stunden in Anspruch nimmt, wird dein Körper auf diese lange Zeit katabol, also muskelabbauend, reagieren und deinen Aminosäure-Pool anknabbern, und das bedeutet, dass du deine hart erarbeitete Muskelmasse wieder einbüßt.

3. Ebenfalls nicht zu unterschätzen ist der stark abfallende Muskeltonus (die Muskelgrundspannung) nach dem Ausdauertraining, denn deine Muskeln sind dann locker und weich, und das wiederum führt dazu, dass du dich schnell auch mal verletzt.
4. Nass, verschwitzt und schon frierend ins Krafttraining zu gehen, beutetet nicht nur eine höhere Verletzungsgefahr (eben durch den niedrigen Muskeltonus), sondern auch noch dazu eine höhere Infektionsgefahr – gerade wenn dein Studio gut gelüftet ist, ein nicht zu unterschätzendes Risiko.

Alles in allem sollten dich diese Gründe davon überzeugen, das Ausdauertraining mindestens nach dem Krafttraining, besser aber noch am krafttrainingsfreien Tag zu absolvieren. Gleiches gilt übrigens auch für das ausgiebige Dehnen, das als eigenständige und ergänzende Einheit am krafttrainingsfreien Tag stattfinden kann. Auch hierbei senkst du den Muskeltonus und leitest durch die fehlende Muskelspannung und Stabilität vielleicht die nächste Verletzung ein. Sei also schlau und setze deine Trainings in die richtige Reihenfolge.

14 DU IGNORIERST DIE SIGNALE DEINES KÖRPERS

»Nur noch zehn Minuten, danach gehe ich schlafen, versprochen!«

Meine Mutter klopfte an diesem Abend sicher schon zum fünften Mal an meine Tür, während ich auch weit nach Mitternacht noch immer am Computer saß und meine Augen kaum noch offen halten konnte. Aber ich wollte dieses Level unbedingt noch schaffen.

Diese Besessenheit, die ich bereits im Alter von zwölf Jahren entwickelte, sollte sich durch mein gesamtes Leben ziehen. Wenn ich etwas gefunden hatte, was mir wirklich Spaß machte, war meine Devise »Ganz oder gar nicht«. Zu den Videospielen, bei denen ich nicht aufgab, bis ich endlich das letzte Level geschafft hatte, kam später die Leidenschaft für Bücher hinzu und natürlich der Sport, der mein Leben verändern sollte wie nichts anderes.

Was ich aber schon damals beim Videospiel ignorierte, waren die Signale meines eigenen Körpers. Ich saß müde und träge bis spät in die Nacht am Bildschirm und am nächsten Morgen dann mit Kopfschmerzen und flauem Gefühl im Magen in der Schule.

Natürlich sind Sport, Fitness und ein gesunder Lifestyle etwas ganz anderes, aber der Ehrgeiz und die Leidenschaft, die man in beiden Bereichen einsetzt, sind vergleichbar.

Im Sport habe ich erlebt, wie Sportler, die als die neue Hoffnung im Bodybuilding gehandelt wurden, nach Jahren aufgaben, den Sport an den Nagel hängten und keine Wettkampfbühne mehr betraten.

Menschen, die Tag für Tag eisern trainierten, sah ich von heute auf morgen nicht mehr wieder.

Bei mir selbst war es genauso: Als ich Bodybuilding für mich entdeckte, machte ich daraus meinen einzigen Lebensinhalt. 24 Stunden pro Tag Bodybuilding. Ich trainierte am Anfang zu schnell zu viel und erreichte nach kurzer Zeit schon das Trainingspensum eines Leistungssportlers, obwohl ich als Schüler andere Prioritäten hätte setzen müssen. Im Laufe der Bodybuildingjahre wurde mir aber zunehmend klar, dass ich wirklich immer auf die Signale meines Körpers hören sollte, das Trainingspensum und die Intensität immer meinen Möglichkeiten entsprechen muss und ich Schmerz als das wahrnehmen sollte, was er ist: eine Störquelle in meinem Körper, die auch eine Ursache hat.

Leider habe ich viele Jahre nach genau dieser Devise gelebt. Alles in die Waagschale zu werfen, Signale des Körpers zu unterdrücken und als Anfänger mit Profiplänen sechs oder sieben Trainingstage pro Woche zu absolvieren, führt dazu, dass die Anpassungen deines Körpers nicht mit dem mithalten können, was du ihm abverlangst. Ein solches Vorgehen führt im besten Fall zu Übertraining und im schlechtesten Fall zu Verletzungen oder chronischen Problemen.

Zum Beispiel können und sollten die letzten Sätze einer Übung bis zum Muskelversagen trainiert werden. Danach aber weitere Übungen für denselben Muskel anzuschließen, ist nicht nur schlichtweg Zeitverschwendung, sondern bedeutet auch zu viel Belastung, die dein Körper im Zweifelsfall bis zur nächsten Trainingseinheit nicht kompensiert hat.

Wenn du in einer Übung Muskelversagen erreichst, hast du den Muskel komplett erschöpft. Schließt du danach noch eine Übung für denselben Muskel an, überanstrengst du ihn. Für dich als Hobbysportler oder ambitionierten Einsteiger macht es keinen Sinn, einen völlig überladenen 5er-Split zu trainieren, den dein sportliches Vorbild auf Instagram empfiehlt, denn dieses Vorbild trainiert im Gegensatz zu dir schon seit mehreren Jahren. Innerhalb der ersten zwölf Trainingsmonate zählst du immer noch als Anfänger. Da sollten zwei bis drei Einheiten völlig ausreichen, vor allem auch, weil du als Ungeübter oder Anfänger bis zu drei Tage Erholung zwischen deinen Einheiten benötigst.

Bei allem Ehrgeiz solltest du immer planmäßig und strategisch vorgehen und dir die Belastungsparameter vor Augen führen, die sich in deinem Training wiederfinden.

- Da wäre zum einen die ***Belastungshäufigkeit***, die die Frequenz deiner wöchentlichen Trainingseinheiten, also die Trainingshäufigkeit, definiert.
- Dazu kommt die jeweilige ***Belastungsdauer,*** die die Zeit der Belastungseinwirkung bestimmt, also beispielsweise deine zwölf Wiederholungen bei der Kniebeuge, für die du 48 Sekunden unter Belastung bist.
- Weiter geht es mit dem ***Belastungsumfang***, der dein Training als Ganzes berücksichtigt, inklusive vollständig bewegtem Gesamtgewicht, durchgeführten Sätzen, Wiederholungen und trainierten Muskelgruppen.
- Abschließend gibt es die Parameter ***Belastungsintensität*** und ***Belastungsdichte***. Die Intensität beschreibt die Höhe der Belastung in Gewicht und den dadurch eingesetzten prozentualen Anteil deiner Maximalkraft, der über 30 Prozent liegen sollte. Die Dichte definiert die Zeitintervalle und das Verhältnis von Belastung zu Erholung, also wie lange du zwischen den Sätzen pausierst.

»No pain, no gain« ist ein Machospruch, der kein haltbares Argument für Übereifer ist!

Mit diesem Wissen kannst du dein Training systematisch steigern. Für deine Praxis bedeutet das, dass du idealerweise mit einem Ganzkörperplan startest, den du alle sechs bis acht Wochen abwandelst. Am Ende des ersten Trainingsjahres bist du dann bei einer Belastung von 70 oder 80 Prozent deiner Maximalkraft angelangt. Erst nach mindestens zwölf Trainingsmonaten Erfahrung solltest du dich an Split-Training und eine höhere Intensität wagen. Deine Anpassung im Training sollte wie folgt aussehen:

1. Steigerung der Trainingshäufigkeit, sodass du von anfänglich zwei auf drei Einheiten übergehst.
2. Erst danach steigerst du den Trainingsumfang und bringst mit mehr Übungen und mehr Trainingssätzen mehr Volumen ins Training, was deine einzelnen Einheiten umfangreicher macht.
3. Die darauffolgende Anpassung bestimmt nach weiteren Trainingsmonaten deine Trainingsdichte und verkürzt beispielsweise deine Satzpausen, was zu einer weiteren Steigerung führt.
4. Im letzten Schritt steigerst du die Trainingsintensität, was sich in mehr Gewicht und längerer Zeit unter Belastung ausdrückt.

Unter Berücksichtigung dieser Trainingsgrundsätze wirst du lernen, die Signale deines Körpers zu deuten, sanft, aber stetig dein Training intensivieren, ohne dass dich Übertraining oder Verletzungen aus der Bahn werfen.

15 DU SCHÖPFST DEIN TRAININGSPOTENZIAL NICHT VOLL AUS

Kennst du die Bilder von damals und heute, die immer wieder in den sozialen Medien auftauchen und klarmachen sollen, was sich von den 1970er-Jahren bis heute in den Fitnessstudios verändert hat? Auf dem Bild von 1975 sieht man Sportler, die emsig Eisen stemmen; auf dem von heute sitzen alle mit ihrem Smartphone am Gerät und blockieren damit Trainingsgeräte für ernsthaft trainierende Sportler.

Wenn mir heute jemand erzählt, dass er dreimal die Woche für jeweils zwei Stunden trainiert, muss mir diese Person erst erklären, wie er »Training« definiert. Denn sechs Stunden pro Woche zu trainieren, sagt erst einmal überhaupt nichts aus. Wenn du diese zwei Stunden nämlich mit dem Smartphone und netten Gesprächen an der Theke verbringst und ab und zu mal einen Trainingssatz ausführst, hättest du dir die Zeit auch sparen können. Stattdessen hättest du für das nette Beisammensein auch zum Bingo-Abend gehen können.

Dieser fatale Fehler, das eigene Potenzial im Training nicht zu nutzen, macht deinen sportlichen Erfolg zunichte. Merke: Wer trainiert, sollte sich konzentrieren, alles geben und sein volles Potenzial ausschöpfen. Wenn du dich dazu entschlossen hast, mit regelmäßigem Krafttraining für dich und deine Gesundheit das Beste zu tun, solltest du richtig vorgehen: entweder ganz oder gar nicht!

Zählst du zu den Menschen, die ihr Training ungewollt in die Länge ziehen? Dann setz dir für dein Training ein festes Zeitfenster, das du nicht überschreiten kannst, weil du Anschlusstermine hast. Lass außerdem alle Übungen weg, die nur geringfügig für deinen Erfolg zuständig sind, und konzentrier dich auf die Big Player: die komplexen Grundübungen. Wenn du nach dieser Methode das Verhältnis von Aufwand und Ertrag optimierst, gehörst du schon zu den Gewinnern, denn du wirst nicht nur viel weniger Zeit benötigen, sondern bereits mit diesem kleinen Trick die Intensität deines Trainings erhöhen.

Trainiere daher mindestens in ein bis zwei deiner Wochentrainings im Maximum deiner persönlichen Möglichkeiten bei Einhaltung bester Technik, soll heißen: Gib an diesen Tagen richtig Gas.

Passe darüber hinaus beim Rest deiner Einheiten die Intensität auch immer an dein aktuelles Fitnesslevel an, sodass du die Progression stetig erhöhst. Das bringt dir nicht nur mehr Muskelaufbau, sondern befähigt deinen Körper, sich an ständig neue Reize anzupassen.

Menschen, die sich noch etwas mehr unter Druck setzen, noch radikaler alles Unwichtige eliminieren und dazu noch intensiver in jede einzelne Übung eintauchen wollen, empfehle ich das ***Intensivtraining Superslow***. Bei diesem High Intensity Training reduzierst du die Bewegungsgeschwindigkeit der Übung, sodass du mit geringeren Gewichten maximale Trainingsreize erzielst. Das ist gelenkschonender und du wirst die Übungen bewusster ausführen. Besonders empfehlenswert ist Superslow unter Betonung der exzentrischen Phase, also der nachgebenden Bewegung einer Übung. Hierbei setzt du mehr Muskelfasern ein, weil dich acht Wiederholungen innerhalb von 60 Sekunden mehr fordern, als wenn du diese Wiederholungszahl innerhalb der halben Zeit absolvierst. Du erhöhst dein Kraftniveau, während du durch entsprechend leichtere Gewichte deine Bänder, Sehnen und Knochen einem geringeren Kraftaufwand aussetzt.

Und du legst dabei auch größeres Augenmerk auf einen Aspekt, der oft vernachlässigt wird, der aber ein Trainingsgrundsatz erster

Priorität sein sollte: ***Full Range of Motion***, also voller Bewegungsradius. Mit Bankdrücken über den halben Weg kannst du vielleicht mehr Gewicht bewegen, aber erst wenn du die Übung über den vollen Bewegungsradius ausführst, holst du das Maximum aus ihr heraus. Erst dann wirst du das volle Potenzial einer jeden Übung bis auf das letzte Quäntchen ausschöpfen und alltagstaugliche Muskeln entwickeln. Außerdem ist das Training über den vollen Bewegungsumfang auch gesundheitsschonender, als den Körper in besonders unnatürlichen Trainingswinkeln den höchsten Druckbelastungen auszusetzen. Paradebeispiel hierfür wäre eine eher ungünstige Kniebeuge mit schwerem Gewicht im 90-Grad-Winkel. Ernsthaft trainierenden Bodybuildern wird übrigens immer vorgeworfen, unbeweglich zu sein; wenn sie aber in der Full Range trainieren, sind sie, dies belegen Studien, so agil wie Leichtathleten.

Intensität ist der Schlüsselfaktor.

Wenn dir das immer noch nicht reicht und du noch mehr aus dir herausholen willst oder vielleicht in deinem eigenen Trainingsraum zu Hause nur begrenzte Mittel hast, habe ich noch einen Tipp für dich, den ich in den letzten Jahren zu schätzen gelernt habe:

Führe die Übung nicht nur bestmöglich aus, sondern fühle dich bis in die letzte Faser in die Übung hinein. Soll heißen: Kontrahiere die Muskulatur, die du trainierst, mit Absicht »zusätzlich«.

Diesen Superhack habe ich von einem Mentor, der mir damals zeigte, wie schwer ich einen Bizeps-Curl mit 3-Kilo-Hantel machen kann, wenn ich offen dafür bin, ganz bewusst den Muskel bei der Arbeit zu erspüren.

Wenn du jeden Muskel bewusst beim Training spürst, wirst du auf Dauer nicht nur sehr viel korrekter trainieren, sondern du wirst auch viel besser erfühlen, welchen Zielmuskel du gerade aktivierst. In jedem Fall wirst du ein gänzlich neues Trainingsgefühl erleben!

Bevor du jetzt loslegst, möchte ich noch auf einen Punkt zu sprechen kommen, der meistens unterschätzt wird: die Atmung beim Training. Von deiner Atmung hängt nämlich dein gesamtes Leistungsspektrum ab. Als Grundprinzip gilt: Atme in der Widerstand überwindenden konzentrischen Phase einer Übung bewusst durch den Mund aus und am Umkehrpunkt frische Luft durch die Nase ein, um bis zum Ende des Satzes das maximale Potenzial aus jeder Wiederholung herauszuholen. Wenn du bewusst auf deine Atmung achtest, führst du die Übungen außerdem zumeist etwas langsamer und korrekter aus. Auch dies wird dein Potenzial im Training deutlich erhöhen.

Fazit: Wenn du es ernst meinst, schöpfe dein Potenzial in nutzbringenden und effizienten kurzen Trainingseinheiten voll aus und fühl dich nach den knackigen Trainings wie ein Sportler, der ordentlich Gas gegeben hat und Ziele erreichen will!

ERNÄHRUNG

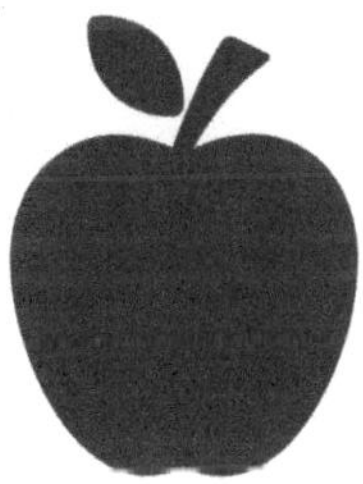

»Trainieren ist ein kataboler Prozess! Du zerstörst dabei Muskeln. Du baust aber nur Muskeln auf, wenn du dich ausruhst und deinen Körper mit viel guter Nahrung versorgst.«

Larry Scott, Mister Olympia 1955, 1956

Die Ernährung entscheidet wie kein anderer Aspekt darüber, ob dein Weg zum Erfolg oder in eine Sackgasse führt. Vieles ist dir sicherlich schon klar: Natürlich, vitaminreich und gesund soll die Nahrung sein, mit der du täglich deinen Körper versorgst. Du solltest deinen Muskeln genug Baustoff spendieren, wenn es dir wichtig ist, an Muskelmasse zuzulegen und eine schlanke Linie zu erzielen. Und dir ist sicher auch bewusst, dass Süßigkeiten und Fast Food nicht ins Profil eines Sportlers gehören, der eine Top-Performance erzielen will.

Aber was ist sonst noch entscheidend?

Du kannst dich mit der härtesten Diät geißeln, aber wenn sich unbewusste Fehler einschleichen, gerät dein Erfolg ins Wanken. Doch um diese Fehler zu vermeiden, musst du sie zuerst erkennen.

16 DU NIMMST UNMENGEN AN SUPPLEMENTS

»Liebe Kinder, macht das bitte zu Hause nicht nach.« Dieser Gedanke drängt sich mir auf, wenn ich an meinen früheren exzessiven Verzehr von sogenannten Supplements, also Nahrungsergänzungsmitteln, denke.

Unzählige Dosen, Beutel und Ampullen mit Pülverchen, Kapseln, Tabletten und Flüssignahrung mit verschiedensten Wirkstoffen habe ich damals gebraucht, um den Tagesbedarf aller für mich »notwendigen« Nährstoffe zu erfüllen.

Aber brauchte ich all dieses Zeug wirklich? Ich habe damals jedes Nahrungsergänzungsmittel genutzt, was mir auch nur annähernd dabei behilflich sein könnte, zusätzliche Muskelmasse aufzubauen. Ich wollte das Maximum aus meinem Körper herausholen und mir das Leben so einfach wie möglich machen. Ein völliger Trugschluss.

Abgesehen von den Unsummen, die sie jeden Monat mit viel beworbenen Supplements vergeuden, kompensieren viele Menschen mit Vitaminpräparaten, flüssigem Nahrungsersatz oder einem überteuerten Abnehmprodukt ihre schlechte und defizitäre Ernährung. Ich habe damals auch den Fehler gemacht, mich viel zu sehr auf die ganze Palette an Ergänzungsmitteln zu verlassen statt auf die Ernährung selbst. Supplements können dir deine zielgerichtete Ernährungsstrategie ergänzen, aber niemals ersetzen. Sie können die Kirsche auf dem Eisbecher sein, aber mehr auch nicht.

Wenn du als Ersatz für gesunde Lebensmittel längerfristig auf Tabletten setzt, kannst du dir auf lange Sicht keine guten Ernährungsgewohnheiten aneignen und zudem deiner Verdauung schaden, denn durch schnell verdauliche Flüssignahrung werden deine Darmtätigkeit und sämtliche für die Verdauung notwendigen Schritte auf ein Minimum heruntergefahren werden. Und: Essen soll uns nicht nur physisch nähren, sondern auch mental – wer auf Trinknahrung setzt, wird voraussichtlich seltener mit der Familie zusammen am Esstisch sitzen. All dies hilft dir nicht auf dem Weg zum Wunschkörper!

Viele Replacement Shakes enthalten sämtliche Nährstoffe, die man täglich aufnehmen sollte. Ein stark übergewichtiger Mensch könnte sich zum Beispiel mit diesen Shakes an eine kalorienreduzierte Diät gewöhnen und auf gesunde Nährstoffe einstimmen. Aber Flüssignahrung ist nichts Dauerhaftes!

Es gibt jedoch eine Handvoll Nährstoffe, die du wirklich sinnvoll einsetzen kannst. An erster Stelle möchte ich hier ***Kreatin-Monohydrat*** nennen, das als Pulver oder in Kapselform verkauft wird. Es ist eines der wenigen Supplements, dessen Wirkung in wissenschaftlichen Studien nachgewiesen werden konnte. Kreatin sorgt dafür, dass dein Körper mehr vom Muskeltreibstoff ATP zur Verfügung hat, der in deinem Körper für alle energieliefernden Prozesse wichtig ist und Muskelkontraktionen und Nervenübertragungen überhaupt erst ermöglicht. ATP ist im Körper unmittelbar verfügbar, aber nur in sehr geringer Menge vorhanden, auch wenn der Vorrat immer wieder aufgefüllt wird. Die ATP-Depots in deinem Körper reichen für acht bis maximal zehn Sekunden bei voller Anstrengung. Durch Kreatin-Monohydrat kannst du dein ATP-Depot um ein paar zusätzliche Sekunden bei maximaler Leistung ergänzen. Dies führt dazu, dass du nicht nur stärker, schneller und leistungsfähiger wirst, weil du länger durchhältst, sondern dadurch auch schneller Muskeln auf- und Fett abbauen kannst.

Dein Körper benötigt pro Tag drei bis fünf Gramm Kreatin, kann aber nur ein bis zwei Gramm selbst herstellen, sodass es über die Nahrung zugeführt werden muss. Ein Kilo rotes Fleisch oder Fisch liefert zum Beispiel drei bis fünf Gramm Kreatin.

Das nächste sinnvolle Supplement wird das Sonnenvitamin genannt und ist in unseren Breitengraden spätestens im Winter ein Must-have. Die Rede ist von ***Vitamin D***, das dein Körper für ein starkes Immunsystem benötigt, zum Schutz der Zellen und auch zur Stärkung der Muskulatur. Da keiner von uns im Winter über direkte Sonneneinstrahlung eine ausreichende Menge an Vitamin D abbekommen dürfte, ist eine Unterversorgung recht schnell möglich. Auch wer vegan lebt oder selten Fisch, insbesondere Hering (oder auch Lebertran) isst, sollte dieses Vitamin als Nahrungsergänzungsmittel zusätzlich einnehmen. Wenn du dich häufig platt und abgeschlagen fühlst, fehlt dir vielleicht Vitamin D.

Wenn du hingegen Kopfschmerzen oder Muskelkrämpfe hast, liegt bei dir vielleicht ein Mangel an ***Magnesium*** vor. Magnesium ist ein für uns essenzieller Mineralstoff und erfüllt im Körper unzählige Aufgaben. Für starke Knochen, effizienten Muskelaufbau, die Aufrechterhaltung deines Immunsystems, das Herz-Kreislauf-System und den Stoffwechsel benötigt dein Körper Magnesium. 300 Milligramm sollte ein Erwachsener Mensch pro Tag zu sich nehmen. Gute Magnesiumlieferanten in der Nahrung sind Nüsse wie Mandeln oder Haselnüsse oder auch Kakao, der in 100 Gramm über 400 Milligramm Magnesium liefert.

Abschließend empfehle ich noch die Verwendung von ***Omega-3***-Produkten, um deinen Bedarf an hochwertigen Fetten durch die essenziellen mehrfach ungesättigten Omega-3-Fettsäuren DHA und EPA zu ergänzen.

Bis vor einigen Jahren habe ich noch auf ***Glutamin***, eine semiessenzielle Aminosäure, geschworen, die mir dabei helfen sollte, meine Regenerationsphase zu verkürzen und mein Immunsystem zu stärken. Aber dadurch, dass Glutamin, wie auch übrigens BCAA, mittlerweile in jedem Proteinshake in recht hoher Dosierung enthalten ist und noch dazu jüngste Untersuchungen erst ab einer Glutamin-Tagesdosis von mehr als 25 Gramm die gewünschte Wirkung nachweisen konnten, verschwand Glutamin als Einzelergänzung von meiner Liste.

Meine Proteinshakes oder auch das Koffein im Espresso vor dem Training betrachte ich darüber hinaus nicht als Supplement, sondern als Lebensmittel.

Gib natürlicher Nahrung deshalb immer den Vorrang und bedenke, dass Flüssignahrung, egal, wie nährstoffhaltig sie ist, letztendlich nichts an deinem Ernährungsverhalten ändert. Feste Nahrung ist immer die bessere Lösung!

Nahrungsergänzungsmittel, die ihr Geld wert sind, sind rar.

17 DU TRINKST ZU WENIG

Dein Wasserhaushalt ist der unterschätzte Turbo für deinen Stoffwechsel! Es gibt kein Element der Ernährung, das einen so enormen Einfluss auf Gesundheit, Fitness und das Erscheinungsbild deines Körpers hat wie der Wasserhaushalt. Die Auswirkungen haben mich als Wettkampfathlet immer wieder verblüfft. Als Personal Trainer habe ich jedoch festgestellt, dass es den meisten Menschen schwerfällt, ausreichend zu trinken. Deshalb gehört das Trinkverhalten für mich als Coach zu den drei Basic Principles, die meine Klienten als Allererstes beachten müssen. Du wirst übrigens im Laufe dieses Buches auch die anderen beiden Grundprinzipien kennenlernen.

In den letzten 28 Jahren habe ich während meiner Coachings immer wieder diesen oder ähnliche Sätze gehört:

»Ich habe jede Diät probiert, alles ohne Erfolg. Von daher kannst du mir Körner und Grünzeug zu essen geben, ich tue alles, was du sagst, solange ich endlich mein Wunschgewicht erreiche und nicht mehr als einen Liter am Tag trinken muss.«

Ich habe unzählige Ernährungsberatungen durchgeführt und in Tausenden Coachingstunden immer wieder auf diesem Punkt herumgeritten, in der Hoffnung, dass mein Gegenüber den Stellenwert seines Trinkverhaltens verinnerlicht. Das klappte mal mehr und mal weniger gut. Besonders Frauen tun sich meiner Ansicht nach besonders schwer, auf die Trinkmenge zu kommen, die der Gesundheit und Fitness zuträglich wäre.

»Im Büro trinke ich schon aus dem Grund wenig, weil es mir peinlich wäre, so oft auf die Toilette zu rennen«, höre ich öfters.

Klar, ich weiß aus eigener Erfahrung, dass eine volle Blase deine Handlungsfreiheit und dein Urteilsvermögen ziemlich einschränkt. Wenn du mehr trinkst, wirst du häufiger »müssen«, aber im Gegenzug für einen gesünderen und schöneren Körper kann man diesen Kompromiss doch eingehen, oder? Deine Nieren werden es dir danken.

Trinken bedeutet nicht nur Gesundheit, Vitalität und volle Leistungsfähigkeit, sondern hilft dir auch beim Abnehmen.

Wenn du auf Dauer zu wenig trinkst, wirst du nicht nur mit Müdigkeit, Durst oder einem trockenen Mund bestraft, sondern mit folgenschweren Einschränkungen konfrontiert. Kopfschmerzen, Schwindel und sogar eine verminderte Leistungsfähigkeit deines Gehirns können die Folge sein. Auch Bluthochdruck, Cholesterinablagerung in den Gefäßen oder ein erhöhter Blutzucker sind die Folgen. Bei kalten Händen oder Füßen, Muskelkrämpfen oder sogar Übelkeit zieht dein Körper bereits Wasser aus dem Blut und dem Gewebe. Treibst du es dann noch weiter auf die Spitze, versagen bei einem Wasserverlust von 15 bis 20 Prozent deine Nieren und der Kreislauf, was dann sogar zum Tod führen kann.

Setzt du deine tägliche Wassermenge auf der Prioritätenliste hingegen ganz nach oben, wirst du reich belohnt. Wasser transportiert über das Blut nämlich alle lebensnotwendigen Nährstoffe überall dahin, wo sie in deinem Körper benötigt werden. Wasser wird für die Verdauung benötigt, nämlich für die Aufspaltung aller Nährstoffe, die du täglich zu dir nimmst. Wasser reinigt deinen Körper, weil es für den Abtransport von Giften und Schlackenstoffen sorgt. Dazu kommt, dass Wasser die Körpertemperatur regelt, indem es unseren Organismus durch Schwitzen vor Überhitzung schützt. Außerdem sorgt Wasser für eine reibungslose Kommunikation zwischen deinem Gehirn, deinem peripheren Nervensystem und dem Rückenmark, sodass alle Reize im Körper schnell registriert und an die entsprechenden Nerven weitergeleitet werden können. Viele Gründe also, um häufiger zum Wasserglas zu greifen.

Mit ein paar kleinen Tricks wirst du es garantiert schaffen, deinen Stoffwechsel und deine Leistungsfähigkeit in den Turbogang zu schalten. Im ersten Schritt empfehle ich dir das Führen eines Trinkprotokolls, damit du Aufschluss über dein derzeitiges Trinkverhalten erhältst und aktiv gegensteuern kannst, wenn du zu wenig trinkst. (Ein Trinkprotokoll zum Downloaden findest du unter https://polionstage.de/downloads.)

Ein einfacher Trick besteht darin, einfach vor jeder Hauptmahlzeit ein großes Glas Wasser zu trinken. Das hilft dir nicht nur dabei, weniger zu essen, sondern liefert dir auch die nötige Wassermenge zur Verdauung der Mahlzeiten. Wenn du wie ich eine Naschkatze bist, empfehle ich dir, immer, wenn dich der kleine Hunger überkommt, statt zu einer Süßigkeit zum Glas Wasser zu greifen. Meine persönliche Morgenroutine beginnt übrigens direkt nach dem Aufstehen mit einem großen Glas Wasser, um der Dehydration während der Nacht entgegenzuwirken. Das bringt den Stoffwechsel auf Touren und lässt dein Gehirn aufwachen, sodass du schnell leistungsfähig bist. Ich empfehle für das erste Glas des Tages grundsätzlich Wasser in Zimmertemperatur und vielleicht mit einem Spritzer Zitrone. Wenn dir pures Wasser zu langweilig ist, probiere Variationen mit Zitrone, gefrorenen Beeren oder Tee aus. Sei ruhig experimentierfreudig. Willst du deiner Gesundheit und der Fettverbrennung zusätzlich auf die Sprünge helfen, trinke täglich auch grünen Tee. Denn die darin enthaltenen Antioxidantien helfen dir bei der Fettverbrennung und die Bitterstoffe schützen dich vor Heißhungerattacken. Und dies hilft dir bei der Erreichung der Wunschfigur.

Oberste Regel beim Trinken: bloß keine Kalorien! Ein Spritzer Apfelsaft im Wasser mag dir besser schmecken als pures Wasser, aber die Kalorien läppern sich. Es bleibt fast nie beim Spritzer, wenn du dich erst einmal an den süßlichen Geschmack gewöhnt hast. Diese Regel gilt übrigens auch für den Sport, denn innerhalb von einer

Stunde schwitzen wir bis zu einen Liter Wasser aus und leeren parallel unsere Glykogenspeicher, also die Kohlenhydratspeicher unseres Körpers, die für Energie sorgen und Hunger signalisieren, wenn sie sich entleeren. Das könnte dich dazu verleiten, doch mal zu kalorienreichen Getränken zu greifen, was du aber nicht tun solltest. Du solltest hingegen darauf achten, pro Stunde Training mindestens 500 bis 1000 Milliliter klares Wasser zu trinken. Als Ausdauersportler greifst du vielleicht gerne auf ein Elektrolytgetränk zurück. Achte dann darauf, dass es dennoch möglichst kalorienarm ist.

Mit dieser Handvoll Tipps trinken meine Klienten schon mindestens zwei Liter mehr pro Tag. Faustregel: Du solltest pro Tag wenigstens 30 bis 40 Milliliter pro Kilogramm Körpergewicht trinken, plus die Trinkmenge beim Sport. Das bedeutet für einen 75 Kilogramm schweren Mann drei Liter und für eine 60 Kilogramm schwere Frau mindestens 2400 Milliliter.

Dabei muss ich an eine Klientin mit folgendem Problem denken: »Ich brauche einen Anreiz zum Trinken. Es ist mir einfach zu mühselig, sonst würde ich die Menge bestimmt schaffen.« Sie hat tatsächlich nicht nur ständig vergessen zu trinken, sondern es war ihr wirklich zu mühselig. Die für sie passende Lösung fand sich in Form einer App fürs Smartphone, die sie nicht nur ständig an das nächste Glas Wasser erinnerte, sondern sie auch für ihren Wasserkonsum belohnte. So entwickelte sie spielerisch ein gesundes Trinkverhalten und ich freute mich über ihre Fortschritte. Spielerisch zum Erfolg ist doch immer noch die beste Lösung. Und damit: Prost!

18 ES FEHLT DIR AN BAUSUBSTANZ

Wenn du Muskeln aufbauen willst, setzt du in deiner Ernährung sicherlich bewusst auf Proteine (Eiweiß) und ergänzt deinen Speiseplan vielleicht sogar mit Proteinshakes. Aber wie sieht es aus, wenn es dein Ziel ist, deine Figur zu straffen und schlank zu werden?

Vor 20 Jahren galt eine hohe Menge an Protein in der täglichen Ernährung bei vielen Frauen noch als No-Go, aus Angst vor einem zu starken Muskelaufbau. Damals folgte man noch dem Irrglauben, dass nur Bodybuilder Proteine brauchen, weil sie Muskelmasse aufbauen wollen. Wer dies nicht wollte, vermied zu große Mengen dieses für uns Menschen essenziellen Makronährstoffs.

Immer, wenn ich auf den Aufbau schlanker Muskelmasse in Verbindung mit Protein zu sprechen kam, durfte ich mir solche oder ähnliche Argumente anhören:

»Baue ich als Frau nicht Muskeln auf, wenn ich viel Protein zu mir nehme? Das will ich nicht! Proteinshakes will ich auch keine trinken, ich habe gehört, davon wird man als Frau dick, wenn man nicht wie die Bodybuilder trainiert, und ich will auf keinen Fall solche Muskeln haben. Ich will nur abnehmen und schlank werden.«

Ein großer Fehler, wenn es dir wirklich darum geht, deine Wunschfigur noch in diesem Jahrtausend zu erreichen! Gerade wenn es dir als Frau darauf ankommt, zielgerichtet zu trainieren und dich entsprechend zu versorgen, ist Protein wichtig. Proteine setzen sich aus vielen Aminosäuren zusammen, die unser Körper nicht alle selbst herstellen kann, weshalb sie über die Nahrung zugeführt werden müssen und damit essenziell sind. Proteine finden sich in jeder Zelle deines Körpers. Man könnte also sagen: Ohne Proteine passiert in deinem Körper nichts, da sie am gesamten Stoffwechsel und deinem Hormonhaushalt beteiligt sind. Proteine stärken außerdem dein Immunsystem, sind für starke Sehnen, Knochen, Gelenke und Bänder verantwortlich, sorgen für schöne Haare und Nägel und machen dich auch länger satt als Kohlenhydrate und Fett. Bei der Verdauung von Eiweiß wird im Vergleich zu den anderen Makronährstoffen ein Vielfaches an Energie verbraucht, da es deutlich länger vom Körper verdaut werden muss. So hilft dir Protein nicht nur beim Muskelaufbau, sondern auch bei einer Diät. Fehlt Eiweiß in deiner Ernährung, greift dein Körper schneller auf die Eiweißreserven deines Körper, also deine Muskeln, zurück und baut so wertvolles Gewebe ab.

> Proteine helfen dir, dein Körperfett zu verlieren und knackige Muskeln aufzubauen, die deinen Körper so umformen, wie du dir das wünschst.

Und falls du zu den Frauen gehörst, die Krafttraining ablehnen und stattdessen jede Woche mehrere Stunden Cardio-Training betreiben, ist Eiweiß für dich sogar noch wichtiger als für einen Bodybuilder, denn dein Körper kommt bei langen und intensiven Ausdauereinheiten eher an seine katabolen Grenzen. Das heißt: Er zieht körpereigenes Eiweiß aus dem Muskelgewebe heran, was zu einem Muskelabbau führt, nachdem die Kohlenhydratspeicher leer sind.

Wenn du deinen Körper erfolgreich umformen willst, nimm dir für eine ausreichende Eiweißversorgung als Ausdauer-, aber auch Kraftsportler eine tägliche Mindestmenge von 1,6 bis 2,0 Gramm Eiweiß pro Kilogramm Körpergewicht vor. Für eine 60 Kilogramm schwere Frau bedeutet das zum Beispiel 120 Gramm Protein pro Tag. Kontrolliere also am besten jetzt gleich deine aktuelle Ernährungsstrategie und überprüfe, ob du regelmäßig Fleisch, Fisch, Eier, Hülsenfrüchte oder Milchprodukte zu dir nimmst, denn damit hättest du schon mal die Big Player unserer natürlichen Proteinlieferanten auf dem Speiseplan. Mach es dir zur Aufgabe, zu jeder Hauptmahlzeit immer eine Proteinquelle auf dem Teller zu haben, damit du dauerhaft mit diesem essenziellen Makronährstoff versorgt wirst.

Sehr empfehlenswert ist es, bereits direkt nach dem Aufstehen eine kleine Menge Protein zu sich zu nehmen, um die katabole Phase über Nacht zu unterbrechen und den Stoffwechsel wieder auf Muskelauf- und Fettabbau zu konfigurieren.

Ebenso vorteilhaft ist es, als letzte Mahlzeit am Abend eine ordentliche Menge Proteine zu sich zu nehmen. So kann dein Körper, während du schläfst, kräftig am Körperfett knabbern und dir als Reaktion auf deine Krafttrainings zusätzliche Muskeln verpassen. Meine letzte Mahlzeit des Tages seit vielen Jahren ist Magerquark oder Hüttenkäse. In beiden Fällen hast du es mit einem ganz besonderen Eiweiß zu tun, dem Kasein, das dein Körper besonders lange verdaut, was wiederum gut für deine Figur-Umformung ist.

Proteinshakes sind übrigens gerade nach dem Training, wenn dein Körper Nährstoffe benötigt, die beste Wahl in Sachen Eiweißzufuhr. Auch weil du nach dem Trainingsstress und der damit verbundenen Menge an Adrenalin keine Lust auf feste Nahrung haben dürftest. Ohnehin solltest du dich rund um das Training mit ausreichend viel Protein versorgen. Wenn man es ganz genau nimmt und die Verdauungsgeschwindigkeit von Protein berücksichtigt, sollte man seinen Proteinshake für nach dem Training sogar am besten ***vor*** dem Training trinken, damit einem das Protein nach dem Training auch tatsächlich zur Verfügung steht.

Willst du einen schlanken, knackigen, athletischen und schönen Körper? Willst du mit der schlanken Taille am Strand im Bikini glänzen und tolle Muskeln aufbauen, schneller Fett verlieren, weniger Heißhunger haben und länger satt sein? Dann brauchst du den wichtigsten Baustoff für die Wunschfigur, und der ist nun mal das Protein.

19 DEIN MAHLZEITEN-MANAGEMENT IST FEHLERHAFT

Wir schreiben das Jahr 2003. Noch drei Wochen bis zur WM-Vorbereitung.

23 Uhr: Ich vertilge den letzten Löffel Magerquark mit Proteinpulver, leere meinen Proteindrink und esse die letzten Reiswaffeln, bevor ich meinen Wecker auf 3 Uhr nachts stelle. Zeit, ins Bett zu gehen.

Diese Routine habe ich über zehn Jahre durchgezogen. Warum? Mein Ziel war es damals, so durchgängig wie möglich zu essen, um damit einen konstanten Insulinspiegel zu haben, der keine Steilkurve nach oben, aber – umso wichtiger – auch keine starken Absacker nach unten verzeichnet. Dazu gehörte, meinen Körper alle drei bis vier Stunden mit Nahrung zu versorgen, denn die nächste Mahlzeit nach meinem 3-Uhr-Snack folgte dann in aller Regel um 7 Uhr am frühen Morgen. Das hatte zwei Gründe: Erstens wollte ich meinen Körper mit der hohen Mahlzeitenfrequenz dauerhaft in der Fettverbrennung halten. Wer nämlich viele Mahlzeiten am Tag isst, wird vom Körper damit belohnt, dass durch die Verdauungsenergie auch dauerhaft die Fettverbrennung aktiviert ist. Zweitens war es natürlich gerade in den Aufbauphasen vor der Wettkampfsaison von entscheidender Bedeutung, möglichst viel Muskelmasse aufzubauen. Das brachte mich zu folgendem Ergebnis: Hohe Mahlzeitenfrequenz + viel Nahrung = Aufbau von Muskelmasse, ohne viel Fett anzusetzen.

Was ich damals in dieser Gleichung nicht berücksichtigte? Ein gestörter Schlaf, ein hoher Insulinspiegel unmittelbar vor dem Schlafen und die Schwerstarbeit, die mein Körper und mein Darm nahezu rund um die Uhr leisten mussten. Fazit: Wenn du daran interessiert bist, deinen Traumkörper zu erreichen und gleichzeitig ein gesundes Leben zu führen, muss ich dir von meinem damaligen Vorgehen abraten. Heute praktiziere ich fast schon das Gegenteil, bringe Intervallfasten oft in meinen Alltag und versorge meinen Körper dann innerhalb von acht Stunden mit zwei bis drei Mahlzeiten und einer ausgewogenen Auswahl gesunder Lebensmittel. Denn die Versorgung mit den richtigen Nährstoffen zur richtigen Zeit ist für deinen Erfolg essenziell. Noch dazu sollte deine Ernährungsstrategie zu deinem persönlichen Alltag passen und sich dauerhaft anwenden lassen.

Die optimale Verteilung der Mahlzeiten über den Tag verteilt nenne ich Mahlzeitenmanagement. Stimmt dein Management nicht, wirst du über den Tag immer wieder von Energietiefs heimgesucht werden. Heißhunger wird dein ständiger Begleiter sein, wenn du keine Regelmäßigkeit in deine Mahlzeiten bringst oder die falschen Nährstoffe auf die Schnelle zu dir nimmst.

Unser Ernährungsmanagement ist durch unsere Gewohnheiten sehr anfällig für Fehler, die uns auf dem Weg zum Ziel ausbremsen können. Das heißt, dass du im ersten Schritt alle Mahlzeiten, die du zu dir nimmst, aufschreiben und kritisch betrachten solltest. (Eine Vorlage für dein Ernährungsprotokoll findest du wieder auf https://polionstage.de/downloads) Stell dir die folgenden Fragen: Passt dieses Essverhalten zu deinem Lebensmanagement und stimmt es mit deinen Zielen überein? Haben sich bei dir Gewohnheiten eingeschlichen, die sich ungünstig auswirken? Isst du beispielsweise ein zuckerreiches Frühstück mit Kaffee und lässt das Mittagessen ausfallen? Wie wirkt sich das auf deine Leistung aus? Überlege, wie du gesunde Ernährung bestmöglich in deinen Alltag integrieren kannst. Vielleicht passen in deinen Alltag drei Mahlzeiten, die deinem Körper in den dazwischenliegenden Pausen genug Zeit geben zu verdauen und dich, wenn du dich an gesunde Lebensmittel hältst, lange leistungsfähig halten. Niemand muss wie ein Bodybuilder achtmal am Tag essen, um seine Fettverbrennung *on point* zu halten, vor allem dann nicht, wenn es einfach nicht in den Alltag passt. Hier ein paar Tipps:

- Wenn dich ein schnelles, zuckerhaltiges Frühstück dazu bringt, das Mittagessen auszulassen, lass lieber das Frühstück weg und nimm dir dann die Zeit für ein gesundes Mittagessen. Das Frühstück wäre in deinem Fall dann nicht die wichtigste Mahlzeit des Tages, weil sie dich eher träge macht und schnell hungrig. Wenn du dazu noch eine gesunde Mahlzeit überspringst, ist die Gefahr sehr groß, später am Tag in die Süßigkeitentüte zu greifen oder dich mit Fast Food kurzfristig aus dem Energietief zu retten.
- Wenn du morgens das Frühstück zur wichtigsten Mahlzeit machen willst, beginne direkt nach dem Aufstehen mit einem großen Glas Wasser und trink gleich danach einen Proteinshake, um deinem Körper nach der langen katabolen Phase im Schlaf das zu geben, was für die Figur das Wichtigste ist: Protein.
- Eine optimale Proteinversorgung ist wichtig, aber nicht zugunsten eines gesunden Schlafs.
- Sehr spät am Abend noch eine sehr kalorienreiche Mahlzeit zu dir zu nehmen, ist ungünstig, sogar wenn du den ganzen Tag nichts gegessen hast, denn durch den Insulinanstieg und die Verdauungsarbeit, die dein Körper zu leisten hat, wird sich dein Schlaf massiv verschlechtern. Guter Schlaf ist für deine Gesundheit und deine Traumfigur aber von zentraler Bedeutung (mehr darüber erfährst du im Kapitel »Regeneration«).

20 DU ISST ZU WENIG FETT

»Fett macht Fett! Ich brauche kein Gramm am Körper und auch nicht auf dem Speiseplan.«

So lautete noch zu meinen Anfängen mein Credo. Um einen möglichst fettfreien Körper mit einem hohen Anteil an aktiver Muskelmasse zu erreichen, habe ich damals möglichst wenig Fett gegessen. Dumm nur, dass das wohl der schlimmste und massivste Irrtum ist, dem ich aufsitzen konnte.

Seit den 1960er-Jahren und bis weit in die 1980er hinein propagierte man in zahlreichen Studien, vor allem aus den USA, die gesundheitlich schädliche Wirkung von Fett. Und dieser Mythos war noch bis zum Ende des letzten Jahrtausends fest in den Köpfen der Menschen verankert.

Ich erinnere mich, dass ich in der Zeit, in der ich mich strikt nach Low Fat ernährte, an zahlreichen Beschwerden litt: massive Kopfschmerzen nach harten Trainingseinheiten, Abgeschlagenheit und Müdigkeit bereits früh am Tag, häufige Erkältungen und ständig entzündete und schmerzende Gelenke. Zum Glück erkannte ich noch vor meinem 20. Lebensjahr, dass meine strikte Low-Fat-Strategie ein völliger Irrweg war. Durch mein Studium der Ernährungslehre habe ich gelernt, dass diese Strategie bei vermutlich 99,9 Prozent der Menschen versagt, weil sie schlichtweg Unfug ist.

Fett ist, wie auch Proteine, für unsere tägliche Ernährung essenziell und sorgt in unserem Körper für reibungslose Arbeitsprozesse:

vom Hormonhaushalt über das Herz-Kreislauf-System und das Gehirn bis zum Immunsystem. Letztlich hilft Fett auch deinen Muskeln und ist dir beim Verlust von Speicherfett behilflich und damit direkt bei der Formung deiner Wunschfigur.

Fett ist der Supertreibstoff in deinem Körper und wenn du diesen Treibstoff in der richtigen Mischung und Menge zu dir nimmst, versorgt dich dein Körper mit purer Energie. Fett aus Fast Food, Chips oder ungesunden Süßigkeiten gehört natürlich nicht dazu. Nur wenn du deinem Körper hochwertige Fette über die Nahrung zuführst, kannst du den Turbo zünden, weil dieses Fett dir dabei hilft, gesund zu bleiben und deinen Körper auf Hochleistung zu halten. Gehärtete und industriell hergestellte Transfette solltest du ebenso vermeiden wie die zahlreichen »Light«-Produkte, die im Supermarkt zu finden sind. Denn Transfette in Fertigprodukten wie Keksen, Chips und so weiter können erwiesenermaßen die Ursache für Herzinfarkt und Diabetes sein. Und Light-Produkte gehören nicht auf den gesunden Ernährungsplan, weil sie der Wolf im Schafspelz sind. Diesen Lebensmitteln wurde industriell der Geschmacksträger Fett entzogen, um ihn mit Zucker zu ersetzen. Ein schlechter Kompromiss, auch weil du davon dann mit gutem Gewissen mehr isst als von normalen Produkten.

> Fett zu essen, kann dir sogar helfen, den Cholesterinspiegel zu senken.

Geh stattdessen klüger vor: Die Deutsche Gesellschaft für Ernährung empfiehlt, etwa 30 Prozent deines täglichen Kalorienbedarfs in Form von Fett zu dir zu nehmen. Diese 30 Prozent sollten zu gleichen Teilen aus mehrfach ungesättigten Fettsäuren, einfach ungesättigten Fettsäuren und gesättigten Fettsäuren bestehen, das ergibt also im Idealfall ein Verhältnis zwei zu eins von ungesättigten Fettsäuren zu gesättigten. Auch wenn gesättigte Fette im Übermaß deine Blutfettwerte verschlechtern und deinen Cholesterinwert erhöhen können, so benötigst du sie dennoch in der täglichen Nahrung. Und die mehrfach ungesättigten Fettsäuren sind für deinen Körper besonders wichtig, da wir sie nicht selbst herstellen können, sondern über die Nahrung aufnehmen müssen.

Besonders wichtig sind Omega-3-Fettsäuren, von denen du mindestens 300 Milligramm täglich zu dir nehmen solltest. Sie kommen in Pflanzenölen vor, in denen unter anderem die Alpha-Linolensäure enthalten ist, oder in Fischölen aus dem Fleisch fettreicher Fische, in denen DHA- und EPA-Fette enthalten sind – neben der Alpha-Linolensäure die bekanntesten Vertreter von Omega-3-Fettsäuren und besonders gesundheitsförderlich.

Ein Frühstücksei und ein Kaffee am Morgen (als Bulletproof Coffee mit Weidebutter und MCT-Öl getunt), über den Tag verteilt eine Handvoll Nüsse, eine Avocado am Mittag und vielleicht 200 Gramm Makrele am Abend liefern dir schon über 50 Gramm gesunde Fette. Ist deine Ernährung darüber hinaus proteinreich, bekommst du nicht nur deine tägliche Menge an Fetten, sondern nimmst auch den wichtigsten Baustoff deines Körpers auf.

Hier eine kleine Liste mit Lebensmitteln, in denen die drei Fettarten besonders hoch konzentriert sind:

Mehrfach ungesättigte Fettsäuren (pro 100 g)		Einfach ungesättigte Fettsäuren (pro 100 g)		Gesättigte Fettsäuren (pro 100 g)	
Kalt gepresstes Leinöl	67,8 g	Sonnenblumenöl	83,7 g	Kokosfett	86,6 g
Distelöl	67,0 g	Mandelöl	69,9 g	Butterschmalz	60,8 g
Walnuss	49,4 g	Macadamianüsse	59,3 g	Butter	48,1 g
Pinienkerne	34,1 g	Lebertran	46,7 g	Palmöl	47,8 g
Paranuss	27,3 g	Paranuss	20,3 g	Schweineschmalz	38,5 g
Leinsamen	23,1 g	Sonnenblumenkerne	18,5 g	Kokosnuss	31,8 g
Kürbiskerne	21,0 g	Kürbiskerne	16,0 g	Schweinespeck	27,9 g
Erdnussbutter	13,5 g	Selleriesamen	15,9 g	Margarine	23,8 g
Mandeln	12,3 g	Mascarpone	15,2 g	Chesterkäse	19,6 g
Makrele	6,2 g	Weizenkeimöl	15,0 g	Räucheraal	8,6 g

21 DU KANNST SNACKS NICHT WIDERSTEHEN

»Bis auf einige kleine Snacks halte ich mich zu 100 Prozent an unsere Ernährungsstrategie, aber es tut sich einfach nichts.«

Als ich damals in einem meiner ersten Fitnessstudios zu meinen Aufgaben als Trainer auch die Ernährungsberatung übernahm, machte ich in allen meinen Beratungen einen kleinen Fehler: Ich bat meine Kunden, über sieben Tage ein Ernährungstagebuch zu führen, aber ich erkundigte mich nur nach den Hauptmahlzeiten. Ein großer Fehler, wie mir nach einigen Monaten klar wurde. Oft hörte ich auf Nachfrage dann obige Aussage. Entweder waren diese »kleinen Snacks« zu mühselig einzutragen oder sie wurden schlichtweg unterschätzt.

> Snacks können problematisch sein, denn das sind Kalorien, die du nicht auf dem Schirm hast.

Snacken kann nicht nur dein gewolltes Kalorien-Wochendefizit und somit die Fettverbrennung verhindern, sondern auch für eine zusätzliche Gewichtszunahme sorgen. Die ganzen kleinen Snacks, über den Tag verteilt, stören deine Strategie und vereiteln, dass du deinen Traum vom Wunschkörper erreichst. Vielleicht denkst du: Ich gönne mir nach dem harten Training nur einen kleinen Riegel Schokolade oder ein paar Chips zur Belohnung, das ist ja kaum der Rede wert.

Die schreckliche Wahrheit lautet aber: Kleine Snacks erhöhen deine Gesamtkalorienmenge »unkontrolliert«, wenn der Snack unter den Teppich gekehrt wird. Auch wenn ich dir jetzt gerne viele mögliche Lösungswege aufzeigen würde, gibt es letztlich nur eine einzige Lösung: Lerne, dich zu disziplinieren! Hier eine Handvoll Nüsse, schnell mal ein Apfel oder doch ein kleiner Schokoriegel? Einen Sekt, die Chips oder Pralinen am Abend auf der Couch, weil es so gemütlich ist und dich in den Entspannungsmodus bringt. Diese Gewohnheit kannst du nur mit Disziplin überwinden – und indem du dir neue Gewohnheiten suchst. »Snacken« führt meist in die Falle, selbst wenn es sich um gesunde Lebensmittel wie zum Beispiel Äpfel handelt, die dann aber unkontrolliert verzehrt werden.

Wenn dich die Lust überkommt, finde etwas anderes, was du stattdessen tun kannst. Schreib dir am besten eine Alternative auf. Zum Beispiel: »Wenn ich wieder einmal Lust auf einen kleinen Snack habe, dann trinke ich ein großes Glas Wasser und schaue mir meine heute bisher aufgenommenen Kalorien an.« Das Glas Wasser ist für mich persönlich immer die Universallösung, es funktioniert einfach am besten. Folge aber auch deiner eigenen Intuition. Wenn du dabei im Hinblick auf die Kalorienzahl im jeweiligen Tagespensum bleibst, ist alles gut.

Fazit: Wenn du mit einer guten Ernährungsstrategie keinen Erfolg hast, liegt es vielleicht auch bei dir, wie bei neun von zehn Fitnesssportlern, an den Snacks.

22 DU NIMMST DIR NICHT GENUG ZEIT BEIM ESSEN

»Schling doch nicht so, da wird einem ja schwindelig.«

Mein Kommilitone schaute mir damals mit Entsetzen und Staunen zugleich dabei zu, wie ich unentwegt und mit eiserner Ausdauer den Löffel nicht nur mit Reis und Huhn, sondern auch noch mit einem Brokkoliröschen belud, bevor ich das ganze Paket in den Mund schob. Und wieder hatte ich in der Rekordzeit von nicht mal 20 Minuten mein Kilo Reis und Hühnchen heruntergeschlungen, um mir danach noch meinen Proteinshake mit MCT-Öl und einige Reiswaffeln zu genehmigen. Dieses Bild bot ich während meines Studiums täglich in der Mensa, wenn ich mein Essen aus riesigen Plastikschüsseln in Rekordzeit vernichtete. Gerade in der Off-Season, also dann, wenn es um Muskelaufbau ging, war es wichtig, viel Nahrung in möglichst kurzer Zeit zu vertilgen. Irgendwann entdeckte ich nämlich eine bemerkenswerte Parallele zwischen der Geschwindigkeit, in der das Essen meine Speiseröhre passierte, und der Kilomenge, die ich mit dieser Methode in kürzester Zeit an Gewicht zulegen konnte. Also gewöhnte ich mir an, alles in der Hälfte der normalen Zeit zu verspeisen, um so echte Riesenportionen zu vernichten, die es mir ermöglichten, pro Off-Season locker bis zu 16 Kilogramm Gewicht innerhalb von vier bis fünf Monaten zuzulegen.

Die logische Konsequenz daraus, die mir während der darauffolgenden WM-Vorbereitung klar wurde: Wenn ich mir durch viel Ablenkung und gesellige Gespräche mit Freunden doppelt so viel Zeit beim Essen ließ, schaffte ich nicht einmal die Hälfte meiner gewöhnlichen Portion. Langsam essen war ich nun mal nicht mehr gewöhnt und mein Magen wohl auch nicht. Diese Entdeckung gab ich dann als herausragende Neuigkeit an meinen Kommilitonen weiter. Denn im Gegensatz zu mir wollte er abnehmen statt zunehmen. Was wäre, wenn er bei seiner Essgeschwindigkeit einfach mal einen Gang herunterschrauben würde? Sein größter Wunsch war es, mit möglichst wenig Aufwand und wenig Sport sein Gewicht zu reduzieren. Ich hielt es für die einfachste Lösung überhaupt, einfach langsamer zu essen.

Aber lass uns erst einmal das Grundproblem beleuchten: Schnell zu essen ist einer der größten Fehler, die viele Menschen in der westlichen Welt mit Gewichtsproblemen machen.

Wenn du durch deinen Beruf oder dein Studium ohnehin schon gestresst bist, wirst du dazu neigen, möglichst schnell deinen Hunger zu stillen. Deshalb greifst du vielleicht nicht nur zu Fast Food, sondern vertilgst dieses Fertiggericht auch noch in möglichst kurzer Zeit, um möglichst schnell wieder am Arbeitsplatz zu sein. Dein Körper kann aber gar nicht so schnell verdauen, wie du dir das Essen reinschaufelst. Die Verdauung beginnt nämlich mit dem Speichel und deinen Kaubewegungen bereits im Mund. Isst du in Rekordgeschwindigkeit, wird deine Nahrung nicht so gut für den Rest der Reise bis zum Darm vorbereitet und du kannst auch nicht so viele Nährstoffe aufnehmen. Du wirst vermutlich auch größere Mengen essen, weil du bei doppelter Geschwindigkeit doppelt so viel essen kannst, bis du satt bist. Dass du tatsächlich satt bist, registriert dein Gehirn nämlich leider mit einer bis zu 20-minütigen Verzögerung. Wer sich hingegen Zeit für seine Mahlzeiten nimmt, isst mindestens zehn Prozent weniger, was Kalorien einspart und sich am Ende sogar im Geldbeutel bemerkbar macht. Dein Gewicht so ganz nebenbei um zehn Prozent zu reduzieren wäre doch super, oder? Das passiert auf kurz oder lang, wenn du täglich zehn Prozent der Gesamtkalorien einsparst.

Schnelles Essen fördert Übergewicht.

Schnelles Essen setzt darüber hinaus Stresshormone frei, was wiederum Übergewicht fördert. Ganz ehrlich: Dieses Runterschlingen im Akkord hat mich enorm gestresst und egal, was ich aß, irgendwann schmeckte alles gleich, weil ich das Essen kaum noch wahrnahm und mir stattdessen den Genuss abtrainiert hatte. Wenn du also schon chronisch gestresst bist durch einen anspruchsvollen Alltag und deinen Beruf, solltest du diesen Fehler keinesfalls machen.

Ich habe dieses »Fresstempo« damals nur etwa ein Jahr durchgezogen, aber der Grundstein dafür wurde schon in meiner Kindheit gelegt. Ich war als Kind stark untergewichtig, daher legten meine Eltern großen Wert darauf, dass ich meinen Teller leer aß. »Nur wer aufisst, ist ein König« oder »Wenn du nicht aufisst, gibt es zehn Tage Regenwetter« waren zwei der Sprüche, die ich mir täglich anhören durfte. Also habe ich auch in meiner Kindheit versucht, schneller zu essen, um meine Eltern glücklich zu machen und spielen gehen zu dürfen. So etwas wirkt nach. Auch heute noch tue ich mich zum Beispiel sehr schwer, einen Teller nicht leer zu essen oder im Restaurant einen halb vollen Teller zurückgehen zu lassen, weil ich einfach schon satt bin.

Zurück zu meinem Kommilitonen. Damals gab ich ihm folgende Empfehlungen:

- Kauf deine Lebensmittel selbst ein und koch dein Essen auch möglichst immer selbst.
- Nimm dir nicht nur Zeit bei der Zubereitung, sondern auch beim Essen: Stell dir einen Wecker auf 30 Minuten.
- Schreib auf, was du gekocht und was genau du davon gegessen hast.
- Setz dich zum Essen an einen ordentlich gedeckten Tisch.
- Hör dir beim Essen stimmungsvolle Musik an, statt den Fernseher laufen zu lassen.
- Trink vor der Mahlzeit ein großes Glas Wasser.
- Kauf dir, wenn nötig, neue Teller und schönes Besteck und iss von kleineren Tellern.

- Iss mit Genuss und kaue jeden Bissen wenigstens 20- bis 30-mal.
- Mach alle zehn Minuten eine längere Pause, du hast ja den Wecker am Tisch.
- Iss dich nicht völlig satt. Leg einen kleinen Essensrest stattdessen gut verpackt in den Kühlschrank und freu dich auf eine zusätzliche kleine Portion, wenn der kleine Hunger kommt.

Fazit: Willst du schneller abnehmen? Dann musst du langsamer essen, so einfach kann es sein!

Langsam zu essen ist zwar nur ein Teil des Rezepts, das zum Erfolg führt, aber sicherlich ein wichtiger. Und mein Kommilitone? Innerhalb von einem Jahr verlor er mit dieser simplen Methode über fünf Kilogramm, ohne sonst irgendetwas an seinem Lebensstil zu ändern. Fünf oder sechs Jahre später traf ich ihn wieder und freute mich darüber, dass die permanente Umstellung seiner Essgewohnheiten ihn nicht nur zum ambitionierten Hobbykoch, sondern auch zum Fitnesssportler gemacht hatte, der nun in Verbindung mit dem Training in der Form seines Lebens war. Mich selbst hat diese Erfahrung gelehrt, dass es nicht immer nur darauf ankommt, was wir essen, sondern auch darauf, WIE wir essen.

23 DU WEISST NICHT, WAS DU ISST

Früher habe ich mir nach der Schule die Zeit bis zum Training oft mit Fernsehen vertrieben. In irgendeiner dieser Nachmittags-Talkshows ging es um Ernährung und das Ernährungsverhalten der Talkshow-Gäste, die munter davon erzählten. Einer der Gäste sagte: »Ich ernähre mich sehr gesund und trinke viel, vor allem trinke ich viele Säfte für die Vitamine!« Nach kurzer Nachfrage des Moderators stellte sich heraus, dass es sich bei den Säften um Softdrinks handelte. Damals habe ich herzhaft darüber gelacht, aber die Episode blieb mir dennoch im Kopf hängen, denn sie zeigt, dass viele Menschen kein Bewusstsein für gesunde Lebensmittel haben.

Wenn du nicht weißt, was gesund ist, wirst du auch nicht gesund essen und deiner Gesundheit mit der falschen Auswahl an Lebensmitteln schaden. Und das hat nicht immer etwas damit zu tun, dass du vielleicht die falschen Zeitschriften und Bücher liest oder nicht ausreichend genug informiert bist. Ich behaupte, es liegt an den ganzen modernen industriellen Nahrungsmittelprodukten aus dem Supermarkt, die uns suggerieren, dass sie gesund sind, obwohl das überhaupt nicht der Fall ist. Wenn du im Supermarkt jedes Produkt in den Einkaufswagen legen würdest, das dir Fitness und Gesundheit verspricht, wäre der Wagen in kürzester Zeit randvoll. Aber wie erkennst du, welche Produkte wirklich gesund sind, welche Lebensmittel auf deinen Speiseplan gehören, weil sie dir guttun und dich deinen Zielen näher bringen?

Erster Schritt: Führe ein Ernährungsprotokoll, um dir bewusst zu machen, was genau du eigentlich jeden Tag zu dir nimmst. (Einen Vordruck dafür findest du als Download unter https://polionstage.de/downloads.) Ich schlage vor, dass du über mindestens drei Wochentage plus einen Wochenendtag dieses Protokoll führst. Notiere Uhrzeiten, Lebensmittel, Mengen und so weiter. Vergiss dabei nicht die Getränke. Zusätzlich kannst du von jeder Mahlzeit ein Foto machen. Notiere dir zu jeder Mahlzeit auch, wie du dich danach fühlst, zum Beispiel wie dein Energieniveau ist, ob du Verdauungsbeschwerden hattest und so weiter. Ich vertrage beispielsweise Brot und Weizenprodukte so schlecht, dass ich mich danach völlig aufgebläht und erschöpft fühle, und auch mein Hautbild verändert sich.

Zweiter Schritt: Nachdem du dich einige Tage mit deinem Protokoll beschäftigt hast, gehen wir zu Schritt 2 über: Du beschaffst dir eine Nährwerttabelle und, wenn du magst, auch eine App zum Kalorienzählen und schaust dir jetzt mithilfe dieser Hilfsmittel noch mal genau an, was du gegessen hast. Notiere dir hinter jedem Lebensmittel die Angaben zu den Kalorien, den Makronährstoffen, Vitaminen und so weiter. Das ist zwar aufwendig, aber es wird dir nicht nur die Klarheit über dein derzeitiges Essverhalten geben, sondern du wirst künftig Lebensmittel viel gezielter analysieren können, wirst irgendwann automatisch wissen, was genau drin ist und was gesund oder ungesund ist.

Du könntest das natürlich auch bereits beim ersten Eintragen machen, aber es ist psychologisch klüger, zunächst wertfrei zu essen, um deine Essgewohnheiten überhaupt erst mal zu erkennen. Und soll ich dir etwas verraten? Einfach nur, weil du deine Ernährung protokollierst, wird sich dein Essverhalten schon in den ersten Tagen verändern, ganz von alleine. Die genaue Kenntnis deiner eigenen Ernährung und Essgewohnheiten wird deinen Horizont erweitern und im besten Fall einen kompletten Paradigmenwechsel herbeiführen.

Dritter Schritt: Erstelle eine Liste mit Lebensmitteln aus deinem Protokoll, die besonders proteinreich sind, die viel gesundes Fett enthalten, bei denen dich die Vitamine und Mineralien schon anspringen, die dir gut schmecken und die du auch gut verträgst. Stell dir nun auf dieser Grundlage unter Zuhilfenahme einer Nährwerttabelle einen kleinen Ernährungsplan zusammen, in dem ein paar gesunde Lebensmittel vorkommen, die bislang nicht auf deiner Einkaufsliste standen. Dies ist die Basis deiner zukünftigen gesunden Ernährung. Du kannst diese Liste natürlich stetig aktualisieren und erweitern, bis sie alles enthält, was dir guttut, schmeckt und dich ans Ziel führen kann.

Übrigens kannst du gerne weiter Protokoll führen, aber in einigen Wochen wirst du sehen, dass du von selbst ein gutes Gespür für die Mengen und Lebensmittel hast, die auf deinem Teller landen, vor allem wenn du regelmäßig die Nährwerte und Kalorienzahl nachschlägst. Das Wichtigste dabei: Ernähre dich gesund und halte den Aufwand so gering wie nur möglich.

Nun möchte ich dir noch einige kleine Tipps geben, die dir den Gang zum Supermarkt erleichtern werden.

- Supermärkte verleiten mit allen möglichen psychologischen Tricks – Musikberieselung, Düfte, verlockend ausgestellte Ware – zum Kauf ungesunder und überflüssiger Produkte. Der beste Trick, den schlimmsten Supermarktfallen zu entgehen, ist, regelmäßig in anderen Märkten einkaufen zu gehen oder sich für andere Laufwege zu entscheiden. Klingt völlig banal, ist aber ausgesprochen wirksam.
- Prüfe jedes Produkt, das in den Einkaufswagen wandern soll, genau auf Herz und Nieren. Durch dein Protokoll und den Ernährungsplan hast du jetzt schon einen geschärften Blick. Bei unbekannten oder neuen Lebensmitteln bringen die Nährwertangaben auf der Verpackung oft Licht ins Dunkel.
- Erstelle, am besten separat für jeden Supermarkt, eine kleine Liste der Lebensmittel, die du immer dort einkaufst. Das wird das Thema Einkaufen um ein Vielfaches erleichtern. Oder du bestellst

die Produkte, statt im lokalen Supermarkt zu kaufen, ganz einfach über deinen Online-Einkaufszettel. Hier gibt es mittlerweile etliche Anbieter. So haben die ungesunden Produkte eine viel geringere Chance, zu dir ins Haus zu kommen, was dann die Wahrscheinlichkeit auf null Prozent reduziert, dass du diese köstlichen, aber völlig ungesunden Kekse isst. Falls du das ungesunde Zeug aber doch mal im Haus hast, verändere regelmäßig den Ort, wo es liegt, nach dem Motto: »Aus den Augen, aus dem Sinn!« Denn wenn du deine Süßigkeiten immer unter dem Fernseher hortest, ist es natürlich ein Leichtes, danach zu greifen.

- Die gesündesten Lebensmittel, die du heutzutage essen kannst, kommen nahezu immer ohne lange Inhaltsstoffeliste aus und für diese Lebensmittel gibt es auch keine Werbespots. Erinnerst du dich an eine Werbung für Tomaten, Äpfel oder Bananen? Eher nicht, oder? Dafür aber an die für den Fitnesspudding, den Proteinkuchen oder den neuesten Schokoladenriegel mit extrawenig Zucker! Wenn du dich also gesund ernähren willst, dann solltest du möglichst unverarbeitete Lebensmittel kaufen, die auch ohne große Werbung auskommen und nicht unnötig maschinell verarbeitet worden sind.

24 DU KENNST DEINEN KALORIENBEDARF NICHT

Weißt du, was dein Körper wirklich braucht, sodass du dein Gewicht auch tatsächlich steuern kannst? Und rechnest du gerne?

Ich war schon immer ein absoluter Zahlenmensch. Schon zu Wettkampfzeiten gab es für mich nichts Spannenderes, als bis ins letzte Detail meine täglichen Kalorien bis zum Wettkampf zu berechnen und zu sehen, wie meine Rechnung bis zum großen Showdown ein ums andere Mal aufging. Auch wenn du in einem späteren Kapitel noch sehen wirst, dass es nicht nur auf die Kalorien ankommt, ist eine Kalorie immer noch eine Maßeinheit, mit der man operieren kann. Mit einer für dein Ziel berechneten täglichen Kalorienmenge hast du erst mal einen Richtwert. Einziges Problem: Die meisten Menschen wissen nicht, welche Kalorienmenge für ihr individuelles Ziel notwendig ist. Wenn du deinen Kalorienbedarf nicht kennst, ist die Ernährung reines Glücksspiel. Aber mit Glück lässt sich kein Traumkörper erschaffen.

> Kalorien sind auf dem Weg zum Wunschkörper der vielleicht am leichtesten zu kalkulierende Faktor.

Wenn du die für dein persönliches Ziel notwenige Kalorienmenge nicht kennst, nimmst du möglicherweise zu wenige Kalorien zu dir. Das wirkt sich bereits in kurzer Zeit auf deinen Stoffwechsel aus, der sich dann nämlich wie in einer Hungersnot schützt und deine Reserven schont. Was dazu führt, dass du zwar Gewicht verlierst, dabei aber zum

Großteil Muskelgewebe verloren geht und sich deine Figur höchstens negativ verändert. Oder aber du überschreitest deine Kalorienmenge und setzt Speicherfett an, was auch nicht dein Ziel ist. Einzige Lösung: Du brauchst eine Formel, um deine Kalorienmenge zu bestimmen.

Es gibt zahlreiche Parameter, die deinen täglichen Kalorienbedarf beeinflussen, und diverse Formeln, mit denen du deinen Kalorienbedarf bestimmen kannst. Und natürlich gilt: Je genauer du diese Daten kennst und je genauer die genutzte Berechnung ist, desto genauer stellst du dich ein. Die Harris-Benedict-Formel berücksichtigt zum Beispiel dein Alter und auch deine Größe, die ebenfalls sehr zuverlässige Katch-McArdle-Formel sogar deinen Körperfettanteil und damit dein stoffwechselaktives Gewebe. Da du aber deine Kalorien mit zunehmendem Fortschritt ohnehin ständig nachjustieren solltest, darfst du es dir bei der Berechnung ruhig etwas einfacher machen, vor allem wenn du beispielsweise deinen Körperfettanteil nicht kennst. Was fließt alles in die Berechnung mit ein?

- Dein Grundumsatz ist die Kalorienmenge, die du täglich benötigst, um deinen Organismus am Leben zu halten.
- Dazu kommt dein Aktivitätsniveau im Alltag, das ist der sogenannte PAL-Wert (Physical Activity Level).
- Darüber hinaus bestimmen deine sportlichen Aktivitäten und alles, was damit zusammenhängt, deinen Kalorienbedarf. Und auch die Verdauung der unterschiedlichen Makronährstoffe hat Einfluss auf die Gesamtmenge deiner täglichen Kalorien (dazu später mehr).

Die Bestimmung des Aktivitätsniveaus im Alltag ist schwierig, denn der Wert reicht vom Schlaf (0,95) bis zu sehr viel Aktivität im Alltag bei körperlich arbeitenden Menschen oder Leistungssportlern. Für meine Klienten der letzten Jahrzehnte (in der Regel Büromenschen mit durchschnittlich hohem Aktivitätsniveau im Alltag) ergab sich im Schnitt ein mittlerer PAL-Wert von 1,4. Den kannst du mithilfe der folgenden Übersicht natürlich für dich anpassen.

PAL-Wert	Tätigkeit	Beispiel
0,95	Schlafend	-
1,2	Sitzend oder liegend	Inaktiver Lebensstil mit wenig Bewegung, fernsehen
1,4–1,5	Sitzende Tätigkeit mit wenig Alltagsaktivität	Bürotätigkeiten, hauptsächlich sitzender Beruf
1,6–1,7	Überwiegend sitzend, zusätzliche Tätigkeiten im Stehen	Berufskraftfahrer, Student
1,8–1,9	Überwiegend stehende Tätigkeit	Kellner, Handwerker, Hausfrau, sportlicher Lebensstil
2,0–2,4	Körperlich anstrengende Tätigkeit	Bauarbeiter, Landwirt, Leistungssportler

Die Berechnungsformel lautet:

Gewicht in kg × 0,9 Frau/1,0 Mann × 24 Stunden = Grundumsatz

Grundumsatz × PAL-Wert = Gesamtumsatz

Die Kalorienzahl für eine Frau, die 70 Kilogramm wiegt, im Büro arbeitet und mehrmals pro Woche Sport treibt, würde ich so berechnen:

70 × 0,9 × 24 = 1512 kcal Grundumsatz

1512 × 1,4 PAL = 2117 kcal Gesamtumsatz (Menge, die nötig ist, um ihr Gewicht zu halten)

Natürlich gilt immer: Je mehr Werte du ganz genau bestimmen kannst, je genauer wirst du deine eigene Kalorienmenge bestimmen. Schläft die Frau aus dem Beispiel eher wenig und hat einen Zehn-Stunden Arbeitstag, würde ich den PAL-Wert von 1,4 etwas nach oben korrigieren.

Nachdem du deine Kalorienmenge auf diese Weise berechnet

hast, lässt du bis zu 500 Kalorien weg, wenn du abnehmen willst, und legst 700 bis 1000 Kalorien obendrauf, wenn Muskelaufbau dein Ziel ist. Wenn du dein derzeitiges Gewicht halten willst, bleibst du bei der berechneten Gesamtkalorienzahl. Und dann heißt es: messen, messen, messen und die Kalorien ständig anpassen, denn du bleibst ja nicht auf deinem Startgewicht, sondern musst mit fortschreitendem Erfolg deine Kalorien wieder an deinen Status quo anpassen.

Hierbei macht es Sinn, die Kalorien wöchentlich festzulegen und jeden Tag eine andere Kalorienmenge aufzunehmen. Lediglich die Höchst- und Mindestmenge solltest du bestimmen.

Die Frau aus dem Beispiel könnte sich zum Beispiel dafür entscheiden abzunehmen und mit einem täglichen Defizit von 317 Kilokalorien zu arbeiten. Sie dürfte über die Woche somit 12 600 Kilokalorien essen und würde dazu beispielsweise entscheiden, täglich 1600 Kilokalorien nicht zu unterschreiten und im Gegenzug 2000 Kilokalorien nicht zu überschreiten. So könnte sie zum Wochenanfang zum Beispiel 1600 oder 1700 Kilokalorien essen und sich vielleicht am Freitag und Samstag mit 1900 und 2000 Kilokalorien so richtig satt essen. Mit einer solchen Strategie könnte sie dauerhaft Erfolge verzeichnen und der Körper würde sich auch nie an eine bestimmte tägliche Kalorienmenge gewöhnen.

25 DU KOCHST NICHT SELBST

Wenn du nicht selbst kochst, weißt du nie, was in deinem Essen drin ist.

Kochst du gerne?

Wenn die Antwort »Nein« ist, dann geht es dir wie mir. Während viele meiner Kollegen ihre eigenen Kochbücher auf den Markt bringen, suche ich ständig nach neuen Möglichkeiten, die Zeit in der Küche auf das notwendige Minimum zu reduzieren.

»Denkst du, dass Mama dir das ganze Leben lang deine Mahlzeiten kocht?« Dieser Spruch eines früheren Trainingspartners geht mir immer durch den Kopf, wenn ich die Küche mal wieder umgehen will, um mich stattdessen bekochen zu lassen wie zu Teenagerzeiten. Vollends verstanden, wie wichtig es ist, die eigenen Mahlzeiten allesamt selbst zuzubereiten, habe ich aber erst, als ich in meine erste eigene Wohnung zog und merkte, welche Konsequenzen es nach sich zieht, wenn man nicht selbst kocht.

Wenn du nicht selbst kochst, irrst du völlig planlos durch den Tag und weißt nicht, was du als Nächstes isst. Dadurch greifst du viel zu oft zur schnellen Nährstoffquelle, die nicht immer kompatibel mit deinem Ziel ist.

Du hast keinen Überblick über die Mengen, die du verzehrst, und wirst somit keinesfalls zielgerichtet an deinem Wunschkörper, deiner Fitness und Gesundheit arbeiten können. Außerdem wirst du immer wieder mit Heißhunger zu kämpfen haben und dir nach einem langen

Arbeitstag vielleicht doch etwas vom Chinesen oder Italiener bestellen, weil du nichts im Haus hast.

Wie gesagt: Ich koche nicht gerne. Aber ich habe gelernt, möglichst simpel und maximal funktional zu kochen. Bis ich vor etlichen Jahren meine Frau kennenlernte, dachte ich sogar, dass ich relativ gut kochen könnte. Und das war gut so, denn das, was man selbst kreiert hat, schätzt man umso mehr. Wenn du deine Mahlzeiten selbst kochst, wirst du sie mehr zu schätzen wissen und bewusster essen.

Wenn du erst einmal sechs Wochen am Stück gekocht hast, stellt sich allmählich Routine ein und du gehst vielleicht sogar kreativ zu Werke. Fang einfach ganz klein an. Starte gleich heute damit, simple Gerichte, die sehr wenig Arbeit machen, in deine Ernährungsstrategie zu integrieren. Mach es dir so einfach wie möglich. Zum Beispiel könntest du deinen Proteinshake mit Haferflocken und Eiern mischen und das Ganze in einen leckeren Pfannkuchen verwandeln. Oder du dünstest dein Lieblingsgemüse selbst und kombinierst es mit einer Protein- und Kohlenhydratquelle. Bring so deine eigenen kleinen Mahlzeiten als feste Konstanten in deinem Ernährungsplan unter und erweitere dein Spektrum Schritt für Schritt. Du wirst sehen, dass du viel planmäßiger durch den Tag kommst.

26 DU DENKST, EINE GESUNDE ERNÄHRUNG MUSS VIELFÄLTIG SEIN

Das Befolgen der allermeisten Ernährungsstrategien mit dem Ziel einer Gewichtsreduktion scheitert an einer Sache: der Logistik. Es liegt nicht an der fehlenden Disziplin, Nahrungsmittel zu essen, die gesund, aber ansonsten nicht zu deinen Favoriten zählen. Und es liegt auch nicht unbedingt an der Ernährungsumstellung an sich, sondern die meisten Menschen scheitern tatsächlich an der Komplexität vieler Ernährungsstrategien.

Von allen Seiten hörst du vermutlich seit Jahren, dass gesunde Ernährung sehr vielfältig sein muss. Du solltest täglich verschiedene Obst- und Gemüsesorten und unterschiedliche Proteinquellen wählen. Bunt soll es sein, Kräuter hier und Hülsenfrüchte dort. Dazu solltest du natürlich nicht zu viel Fleisch essen, Fisch im Speiseplan integrieren und am besten auf Bioprodukte vom Bauernhof und Gemüse vom Markt setzten und für den Rest Fachgeschäfte ansteuern. Und das ist natürlich großartig, denn Vielfalt macht ja auch eine Menge Spaß.

> Vielfalt kann zum einen teuer werden und zum anderen dazu führen, dass du auf Dauer gestresst und überfordert bist.

100 verschiedene Lebensmittel pro Woche in diversen Fachgeschäften und auf dem Markt zu kaufen, kann für Manche zur logistischen Meisterleistung werden. Falls du eine(r) davon bist, wirst du vielleicht frustriert aufgeben und schneller wieder zu deinen alten

Ernährungsgewohnheiten zurückkehren, als du das erste Kilo verloren hast. Diese Falle habe ich für mich schon sehr früh erkannt und mich damals sehr schnell auf eine überschaubare Auswahl an Lebensmitteln festgelegt.

Wenn dir daran gelegen ist, deine bisherigen Ernährungsgewohnheiten möglichst schnell zu ändern, solltest du es zumindest in den ersten Monaten simpel angehen und deinen Weg zu einer gesunden Ernährung mit einem Minimum an Komplexität starten. Sonst bist du leicht überfordert.

Was denkst du, was mir Ernährungsprotokolle aufzeigen, die ich seit fast drei Jahrzehnten auswerte? Egal ob schlechte oder gesunde Ernährungsgewohnheiten – die Vielfalt bleibt in beiden Fällen überschaubar. Ich habe noch kein Protokoll gesehen, das mir mehr als 40 verschiedene Lebensmittel zum Bewerten gibt. Du hast ja auch deine Lieblingssüßigkeit und deine Lieblingsknabberei. Vielfalt wird in meinen Augen völlig überbewertet.

Geh stattdessen folgendermaßen vor, wenn du dir den Frust des Scheiterns in der zweiten Woche mit deiner neuen Ernährungsstrategie ersparen willst:

- Führe sechs bis sieben Tage lang ein Ernährungsprotokoll und schau mal, wie viele Lebensmittel sich dort finden.
- Lege anschließend eine Liste mit 30 bis 40 Lebensmitteln an, die du gerne magst und die sich auch im neuen Ernährungsplan integrieren lassen, weil sie gesund sind und zu deinen Zielen passen. (Das können natürlich auch Lebensmittel sein, die bereits im Protokoll stehen.)
- Unterteile diese Liste zunächst in Lebensmittel, auf die du auch bei deiner neuen Ernährungsstrategie nicht verzichten möchtest (auch wenn sie eigentlich nicht dazu passen) und die du dir ab und an gönnen darfst, und Lebensmittel, die du auf jeden Fall essen solltest, weil sie deinen Körper mit den nötigen Nährstoffen versorgen. Dazu gehören deine bevorzugten Proteinquellen, ge-

sunde und fettreiche Lebensmittel, dein bevorzugtes Obst, Gemüse, Nüsse, Beeren und so weiter.
- Vergewissere dich am besten mithilfe einer Nährwerttabelle, dass deine Auswahl eine möglichst große Bandbreite an Vitaminen, Mineralien und Spurenelementen abdeckt. Und berücksichtige, dass eine gute Lösung manchmal besser (weil leichter umsetzbar) ist als eine perfekte.
- Überlege auch, wie du diese Lebensmittel mit minimalstem Aufwand einkaufst. Vielleicht kann sogar ein Lieferservice dir den Einkauf bestimmter Lebensmittel abnehmen.

Mit einer solchen Liste kannst du dich dann an deine eigentliche Ernährungsstrategie machen und so vielfältig wie nötig, aber so simpel wie möglich vorgehen. Wie gesagt: Es geht mir darum, dass du am Ball bleibst.

Ich selbst habe über zehn Jahre lang mit einer Minimalauswahl von maximal 30 Lebensmitteln meine Wettkampfvorbereitungen bestritten.

Gönn dir den Luxus der Einfachheit, weil dich dieses Vorgehen dranbleiben lässt. Es ist immer das Gleiche, die beste Lösung ist meist die einfachste! Wir leben heute im völligen Überfluss, die Produkte, die man im Supermarkt findet, haben sich in den letzten Jahrzehnten vervielfacht und eine große Auswahl ist nicht unbedingt immer von Vorteil, sondern hält dich von dem ab, was du tun willst. Das ist wie beim Streamingdienst, der dir eine Filmauswahl mit mehreren Tausend Titeln anbietet, was dazu führt, dass du jeden Abend stundenlang suchst, statt einen Film anzuschauen.

Du kannst deine Auswahl immer noch ausweiten, wenn du einen gesunden Flow entwickelt hast, und beispielsweise an jedem Wochentag ein anderes Gericht zubereiten. Ich hatte damals bei sechs bis acht Mahlzeiten pro Tag nur sechs bis acht verschiedene Varianten, habe also jeden Tag das nahezu Gleiche gegessen und damit immer mein Ziel erreicht.

27 AUF REISEN UND IM RESTAURANT BIST DU AUFGESCHMISSEN

»Alarmstufe Rot: Meine Frau hat mir eine Reise auf die Malediven geschenkt und ich freue mich, aber ich habe keinen Schimmer, wie ich unsere Ernährungsstrategie im Urlaub umsetzen soll. Ich brauche dringend deine Hilfe. Ich will nämlich nicht, dass alles, wofür ich mich die letzten Monate gequält habe, jetzt den Bach runtergeht.«

Das schrieb mir ein Klient voller Panik. Letztlich konnte er seinen Urlaub aber ohne schlechtes Gewissen genießen, weil wir die perfekte Strategie für genau diesen Fall hatten.

Ich habe schon früh Strategien dafür entwickelt, wie die Urlaubsreise auch als leistungsorientierter Sportler immer zur Traumreise wird, bei der man sich nach Plan ernähren und seiner sportlichen Leidenschaft in ausreichendem Umfang nachkommen kann. Außerdem willst du ja auch den Lifestyle leben und am Strand mit deiner Figur glänzen, auf die andere neidisch sind; das ist doch das Tüpfelchen auf dem i, oder? Und auch, wenn es dir im besten Fall natürlich nicht nur ums Aussehen, sondern auch um deine Fitness und Gesundheit geht, soll der Urlaub nicht all die Mühe und Arbeit zunichtemachen.

Daher gilt immer: Planung ist das halbe Leben! Wenn bei einer Reise eine durchdachte Planung im Vorhinein fehlt, kann sich dein Weg zum Wunschkörper ungewollt verzögern. Vor allem, wenn regelmäßige Geschäftsreisen, Meetings oder Flugreisen auf dem Plan stehen. Denn egal, ob es sich um den Traumurlaub, die Geschäftsreise oder nur ein Geschäftsessen dreht: Unterwegs ist es nicht immer leicht, die sonst perfekten Ernährungsstrategien eins zu eins beizubehalten. Erstell dir also künftig einen Notfallplan für alle Eventualitäten. Hier ein paar Tipps:

- Nimm dir Verpflegung mit. Als ich zu Wettkampfzeiten unterwegs war, konnte ich mich immer auf eine Sache verlassen: meinen Rucksack. Denn ich habe mich damals im Drei-Stunden-Rhythmus verpflegt und immer meinen Rucksack dabeigehabt, wenn ich länger als vier Stunden unterwegs war. Darin waren eine oder zwei Flaschen Wasser, ein Proteinshake, eine Tüte ungesalzener Nüsse, Dörrfleisch, Rohkost, Obst, hart gekochte Eier und nicht zu vergessen: Hühnchen mit Brokkoli und Reis. So sind für mich auch längere Flugreisen nie ein großes Problem, denn bis zum Hotel kann ich mich locker versorgen. Im Zweifelsfall und bevor ich mir unterwegs irgendwo etwas Ungesundes kaufe, esse ich stattdessen lieber mal nichts, was zum Beispiel nach einem Elf-Stunden-Flug nicht weiter dramatisch ist.
- Ich trinke sehr regelmäßig und meist auch mehr als sonst, denn ein Flug kann anstrengend sein und Wasser bekommt man überall zu kaufen.
- Sehr nützlich: Immer Besteck dabeizuhaben. Einen Joghurt oder Quark kannst du dir auch schnell im Supermarkt kaufen!
- Meine Frau und ich schauen uns schon im Vorfeld an, ob die Hotelanlage mit einem passenden Fitnessstudio ausgestattet ist, wie sich das Essen gestaltet und welche Speisen angeboten werden. Das passende Hotel mit dem passenden Angebot findet sich immer.
- Was sich auch als enorm nützlich erwiesen hat: die Speisekarte des Restaurants herunterzuladen, in dem man abends essen möchte. So kannst du im Vorfeld ganz genau dein Menü zusammenstellen und genau die Mahlzeiten finden (meist auch in Übersetzung), die zu deiner aktuellen Ernährungsstrategie passen.

- Kauf lokales Gemüse und Obst ein, wann immer du kannst, es ist toll, im Urlaub auf Märkten neue Früchte, Salat und Gemüse zu entdecken!
- Und wenn es spontan dann doch mal in die Fast-Food-Kette geht: Auch hier bekommst du leichte Speisen und Salat. Es muss nicht immer der größte Burger oder ein Berg Chicken Nuggets sein.

Bei aller Strategie solltest du aber immer einen Grundsatz beherzigen: Du bist im Urlaub, um Urlaub zu machen. Manchmal ist es viel einfacher, nicht ständig an die nächste Mahlzeit zu denken. Ich habe es oft erlebt, dass ich mich im Urlaub dann doch der Völlerei hingegeben habe und ohne Stress und Druck mit einer besseren Form zurückkam. Nutze die beste Planung, wenn du das willst, und genieße deinen Urlaub, wenn das in einem bestimmten Moment gerade das Richtige für dich ist. Iss auch einfach mal nichts, wenn das Angebot dir nicht zusagt und es keine vernünftigen Restaurants gibt. Mein damaliger Drei-Stunden-Essenswahn war nicht immer das Gelbe vom Ei. Heute würde ich mich für bekloppt erklären und intuitiv bleiben.

Wir haben damals sehr viele Städtereisen gemacht, was ich als gute Gelegenheit sah, intermittierend zu fasten – bei viel Bewegung und viel Wassertrinken der absolute Superboost für die Fitness und Gesundheit. Man muss nicht immer satt sein, ehrlich!

Und was hält dich davon ab, bei regelmäßigen Geschäftsessen leichte Kost und Wasser statt den Grillteller und ein Bier zu bestellen?

Aber ansonsten gilt: Genieße deinen Urlaub so, wie du ihn genießen willst. Wenn du es für nötig hältst, halte dich zu vielleicht 80 Prozent an deine Strategie, sei aber bei den letzten 20 Prozent großzügig.

28 DU VERÄNDERST DEINE TÄGLICHE KALORIENMENGE NICHT

»Ich bin wirklich diszipliniert und halte mich haarklein an meinen Plan, aber seit Wochen passiert gar nichts mehr.«

Mir saß eine verzweifelt wirkende junge Frau gegenüber, die vermutlich einen Fehler gemacht hatte, den ich in meiner ersten Wettkampfsaison selber beging: Sie hielt sich seit nunmehr sechs Monaten an ihren Ernährungsplan. Innerhalb dieser sechs Monate hatte sie aber über fünf Kilogramm an Gewicht verloren und parallel dazu nichts an dem Plan verändert. Dies war gleich doppelt ungünstig: Erstens hätte sie die Kalorienmenge immer an ihr neues Gewicht anpassen müssen und zweitens hätte sie diesen Plan regelmäßig, wenigstens alle sechs Tage einmal, völlig auf den Kopf stellen sollen.

Hältst du deinen Plan konsequent ein, wird sich dein Stoffwechsel an die Kalorienmenge gewöhnen, denn unser Körper ist nun mal sehr anpassbar. Kommen keine neuen Reize, pendelt er sich schnell ein, was im Zweifelsfall bedeutet, dass Muskelmasse abgebaut wird und der Stoffwechsel sich herunterregelt. Wenn es sich um eine strenge Reduktionsdiät handelt, bringst du dann auch noch deine Hormone durcheinander und fährst deinen Stoffwechsel in den Keller.

Als ich mit ihr ins Coaching startete, bekam sie daher nicht nur einen neuen Plan, sondern auch eine neue Regel an die Hand: Sie sollte regelmäßig entgegen ihrer Planung essen.

Die Ernährungsplanung war auf eine feste Kalorienzahl pro Woche festgelegt. Du erinnerst dich noch an meine Berechnung für deine tägliche Kalorienmenge? Bleiben wir bei den 70 Kilogramm aus dem Berechnungsbeispiel, die wir mit der wöchentlichen Kalorienmenge reduzieren wollten. Sie durfte über die Woche also 12 600 Kalorien aufnehmen. Dazu war ihre Tagesplanung von vornherein flexibel und berücksichtigte mehr Intuition und Achtsamkeit, als wenn sie täglich stur dieselbe Menge gegessen hätte.

Als feste Maßgabe musste sie lediglich darauf achten, eine tägliche Kalorienmenge aufzunehmen, die sich vom Vortag und auch vom Folgetag unterschied. Dazu durfte sie die jeweiligen Rezepte der einzelnen Tage nach Lust und Laune tauschen, sodass sich jeden Tag auch die aufgenommenen Makronährstoffe mengenmäßig unterschieden. Das konnte zum Beispiel bedeuten, dass sie an Trainingstagen mehr Kohlenhydrate und an Erholungstagen mehr Proteine und Fette aufnahm. Praktisch für das Training, weil sie mehr Energie zur Verfügung hatte, und ebenso praktisch für ihre Muskeln, weil sie an den Tagen der Regeneration mehr Baustoff zur Verfügung hatte. Außerdem sollten die Portionsgrößen immer variieren und in jedem Gericht sollten reichlich Proteine enthalten sein.

Die festgelegten Wochen-Kalorien sollten alle sieben Tage verändert werden, sodass sie auch natürliche Schwankungen berücksichtigten – angefangen bei 12 600 für eine Woche, dann sieben Tage lang 12 000, dann eine Woche lang 12 700 Kalorien und so weiter. Zum einen machen diese Schwankungen glücklicher, als monoton vorzugehen, und zum Zweiten sollen die Kalorien immer mit dem aktuellen Gewicht, also dem Fortschritt, einhergehen. Denn einerseits nahm meine Klientin Muskeln zu, womit ihr Grundumsatz stieg, und zum anderen verlor sie Fett, was bedeutete, dass sie weniger Masse besaß, die keinen Effekt auf den Grundumsatz hätte.

Sie aß nur das, was sie mochte, und tauschte so lange, bis alle Gerichte ihre Zustimmung fanden. Dazu kam ein »Cheat Day«, also ein »Schummel-Tag«, an dem sie essen durfte, was sie wollte, solange sie innerhalb ihres wöchentlichen Kalorienziels blieb. Außerdem durfte sie hin und wieder eine Mahlzeit auslassen, um sich auch intuitiv nach ihrem Hunger zu richten. Und zu guter Letzt waren unregelmäßig Tage integriert, an denen sie vom Abend des letzten Tages bis zum Mittag intermittierend fastete, um ihrem Darm eine Pause zu gönnen und den Körper an die eigenen Fettreserven gehen zu lassen. Mit diesem Plan hatte sie dann weiter abgenommen. Das Großartige an dieser Ernährungsstrategie? Du kannst sie ein Leben lang umsetzen, weil sie Spaß macht und auf natürliche Schwankungen in allen Bereichen eingeht.

Einzig zum Cheat Day habe ich heute eine andere Meinung als damals: Heute bin ich der Meinung, dass du dir an diesem Tag kein Limit setzen solltest. Zum einen ist es mir in all den Jahren selten gelungen, an nur einem einzigen Tag mein Wochenziel völlig zu sprengen, denn Kuchen, Plätzchen oder Pizza und Pasta liegen schwer im Magen. Und zum anderen habe ich ja trotzdem sechs Tage Ernährung nach Plan und Fortschritt hinter mir und sechs Tage vor mir. An meinem Cheat Day starte ich morgens wie jeden Tag sehr proteinreich und esse soviel ich will von dem, was nicht auf meinem Plan steht, bis ich am Abend meist schon wieder mit meinen planmäßigen 750 bis 1000 Gramm Gemüse ende. So schaffe ich es mittlerweile etliche Jahre, recht konstant meinen Körperfettanteil und damit meine Form zu halten.

Wenn du eine Strategie willst, die dich durchweg motiviert und deinen Körper immer mit der adäquaten Menge an Nährstoffen versorgt, ist diese Methode der Königsweg. Die natürlichen Schwankungen, die entstehen, wenn du so täglich mit deiner Kalorienmenge jonglierst, helfen deinem Stoffwechsel über die Woche, ***on point*** zu bleiben, und der Cheat Day gibt dir nachweislich den Extraschub an Motivation, um weiter dranzubleiben.

Das anfängliche Kalorienzählen ist natürlich lästig, aber nach einigen Wochen brauchst du das nicht mehr, weil du dann ziemlich genau einschätzen kannst, wie viele Kalorien eine Mahlzeit hat. Und auch hier gilt: Keep it simple! Je komplexer du es dir machst, desto schwerer ist es in der Umsetzung!

29 DU DENKST, KALORIEN SIND DAS EINZIGE, WAS ZÄHLT

»All das Gerede von Low Carb, High Carb, ketogener Diät oder Paläo ist doch Unfug, es kommt einfach nur auf die Kalorien an. Ich könnte sogar nur Schokolade essen, solange ich mein Kaloriendefizit einhalte. Kalorien auszurechnen, ist für die ganzen Magazine eben nicht spannend genug.«

Leider ist diese Aussage meines damaligen Klienten in der Tendenz doch eher falsch. Alles, was ich dir bisher übers Kalorienzählen erzählt habe, wird im Folgenden etwas relativiert. Kalorien sind halt nur die halbe Wahrheit.

Es kommt nämlich auch auf die Makronährstoffe an. Zu den Makronährstoffen zählen Fette, Kohlenhydrate und Eiweiße. Unser Körper reagiert dank unseres ausgeklügelten Hormonsystems unterschiedlich auf die verschiedenen Makronährstoffe. Auch bei der Verdauung macht die Makronährstoffverteilung einen Unterschied, zum Beispiel werden Nährstoffe unterschiedlich schnell verstoffwechselt. Selbst der Aufnahmezeitpunkt des Makronährstoffs spielt eine Rolle, ganz zu schweigen von den Wechselwirkungen der Nährstoffe untereinander.

Es wäre also ein großer Fehler, sich lediglich auf die Kalorien zu verlassen und ungeachtet der Makronährstoffe auf das gewünschte Ergebnis zu hoffen.

Klar: Du kannst Kalorien zählen und mit einem 500-Kalorien-Defizit deine Schokoladendiät starten, aber die Ergebnisse werden überschaubar sein. Setzt du hingegen auf Fett und einen hohen Eiweißanteil, wird der Erfolg schon bald sichtbar sein.

Ich habe zu Wettkampfzeiten ausgiebig erleben dürfen, wie mein Körper sich bei einer Low-Fat-Ernährungsstrategie abmüht und was für eine Tortur es ist, mit dieser Methode in Wettkampf-Bestform zu gelangen. Erst Anfang 2000 las ich das erste Buch über ketogene Ernährung, was dazu führte, dass ich meine alten Ernährungsgewohnheiten über Bord warf und einen ernährungstechnischen Paradigmenwechsel herbeiführte. Ich denke, Low Carb bedarf heutzutage keinerlei Erklärung und die ketogene Ernährung ist schlicht eine auf Fett und Protein setzende Ernährungsform, die als Grundsatz die Kohlenhydrate stark limitiert. Du isst also moderat Proteine, sehr viele idealerweise gesunde Fette und nur das Nötigste an Kohlenhydraten, was sich nicht vermeiden lässt.

> Eine Low-Carb- oder eine ketogene Ernährungsstrategie bringt schnellere Ergebnisse als eine Mischkost-Strategie, bei der du lediglich die Kalorien zählst.

Der Grund für den Paradigmenwechsel und mein neues Bewusstsein für Nahrung lag im sogenannten thermischen Effekt der Nahrung und den damit verbundenen unterschiedlichen Körperreaktionen. Der thermische Effekt besagt, dass du, um Kohlenhydrate zu verstoffwechseln, zwischen 5 und 15 Prozent der darin enthaltenen Kalorien wieder verbrauchst, um ebendiese Kohlenhydrate zu verdauen. Beim Fett sind es ebenfalls 5 bis 15 Prozent. Aber aufgepasst: Beim Protein liegt die Energie, die dein Körper zur Verdauung benötigt, zwischen 20 und 35 Prozent.

Du musst also nicht zwangsläufig weniger essen, wenn du das Richtige isst – nämlich Proteine, der wichtigste Baustoff für deine Muskeln und auch dein Verbündeter, wenn es um die Fettverbrennung und den Traumkörper geht. Du solltest Proteine und Fett auch bevorzugen, weil sie im Vergleich zu Kohlenhydraten nicht dieselben Effekte auf deinen Insulin- und den Blutzuckerspiegel haben, was sich ebenfalls auf den Erfolg deiner Ernährungsstrategie auswirken wird.

Der einzige Haken: Bei dauerhaft kohlenhydratarmen Ernährung passt dein Körper sich wieder an diese Versorgung und die gegebene Situation an. Was dazu führen könnte, dass Menschen, die jahrelang einer ketogenen Ernährung folgen, eine gestörte Insulinsensitivität und wohlmöglich eine selbst verursachte Diabeteserkrankung entwickeln. Dann kann selbst ein einziges Gummibärchen deinen Blutzucker in exorbitante Höhen schießen lassen. Eine streng kohlenhydratarme Ernährungsform, so effizient sie auch sein mag, sollte daher immer nur von begrenzter Dauer sein.

Leg für die Phase der kohlenhydratarmen Ernährung ein Ziel und einen Zeitpunkt fest und danach ernährst du dich beispielsweise ganz klassisch nach den Vorgaben der DGE (Deutsche Gesellschaft für Ernährung) und erhöhst in jedem Fall wieder die Kohlenhydrate. Reduziere parallel dazu wieder die Fette und halte auf lange Sicht die Proteine hoch.

So habe ich es innerhalb von drei bis maximal sechs Monaten Wettkampfvorbereitung immer wieder geschafft, mich in Form zu bringen, um in den darauffolgenden maximal sechs Monaten auch wieder reichlich Kohlenhydrate zu essen.

Experimentiere und genieße auch du die Vorzüge des thermischen Effekts. Du wirst es lieben und weniger damit beschäftigt sein, jede einzelne Kalorie zu zählen.

REGENERATION

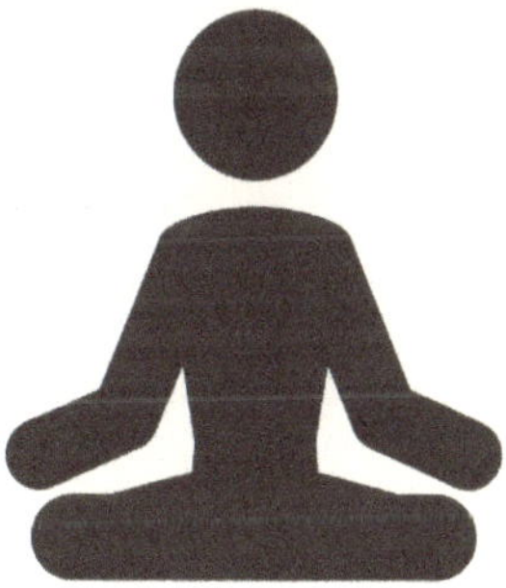

*»Was ohne Ruhepausen geschieht,
ist nicht von Dauer.«*

Ovid

Der am meisten unterschätzte Bereich des sportlichen Erfolgs ist die Regeneration, denn: Muskeln wachsen nicht beim Training, wie viele Sportler fälschlicherweise denken, sondern nur zwischen deinen Einheiten in einer ausreichend langen Regenerationsphase.

Du willst, um bessere Ergebnisse zu erreichen, häufiger trainieren, härter trainieren und länger trainieren. Klar, oder? Aber was, wenn ich dir sage, dass du, um bessere Leistungen im Training zu erreichen, stattdessen mehr schlafen, dich mehr erholen, mehr Pausen machen und weniger trainieren solltest?

Ich kenne viele Menschen, die sich abrackern und dabei ihrem Körper mehr abverlangen, als der zu leisten imstande ist. Wer die Regeneration vernachlässigt oder den Wert der Regeneration unterschätzt, wird früher oder später scheitern.

Wirklich effizient und zielführend ist dein Training nur dann, wenn du das ideale Verhältnis von Belastung und Erholung erreichst. Und das schafften die meisten Sportler, die ich in 28 Jahren kennengelernte habe, indem sie ihr Pensum verringerten.

Dieses Kapitel wird dir den einen oder anderen Einblick in die regenerativen Aspekte des Leistungssports verschaffen, denn tatsächlich ist dein Erfolg unabdingbar mit deiner Fähigkeit verbunden, perfekt zu regenerieren.

30 DU GEHST KRANK ZUM TRAINING

»Irgendwie ist das nicht meine Woche«, dachte ich mit der schwer beladenen Langhantel auf den Schultern, die ich noch vor zwei Wochen ohne große Probleme mit den geforderten Sätzen und Wiederholungen einfach weggefrühstückt habe. Aber an diesem Tag fühlte ich mich völlig ausgelaugt, mein Herz ratterte wie ein überdrehtes Uhrwerk und mein Körper fühlt sich an wie nach einem Bodybuilding-Wettkampfwochenende. Vielleicht hätte ich mich doch noch etwas erholen sollen, anstatt nur eine Woche nach einem grippalen Infekt wieder ins Training einzusteigen.

Keine zwei Jahre nach meinem damaligen verfrühten Wiedereinstieg ins Training passierte etwas, was mich umdenken ließ: Ein damals 23-jähriger Bekannter von mir kam mit einer verschleppten Grippe und einer Herzmuskelentzündung ins Krankenhaus.

Kannst du dir ausmalen, was dich bei einer Herzmuskelentzündung im schlechtesten Fall erwartet? Es kostet dich vielleicht das Leben. Mein Bekannter hat darüber sicher nicht nachgedacht und nicht nur die Grippe verschleppt, sondern auch im Job sowie im Training Gas gegeben, bis der Körper selbst die Notbremse zog, die ihn für eine Woche ins Krankenhaus brachte.

Wenn du krank ins Training gehst, sind die Konsequenzen mittelschwer bis verheerend. Dein Körper kann sich nicht erholen und wird durch das Training weiter geschwächt. Das frustriert dich, denn deine Leistungen und dein Kraftniveau werden runterfahren. Dazu kommt, dass du bei einem grippalen Infekt oder einer Grippe den Viren völlig freie Bahn lässt, weil sie sich durch die gute Durchblutung beim Training schneller im ganzen Körper ausbreiten können, bis sie, zusammen mit gefährlichen Bakterien, am Herzen ankommen. Auch wenn eine Herzmuskelentzündung glücklicherweise selten vorkommt, solltest du deshalb niemals krank zum Training gehen.

Gönne dir daher das Maximum an Erholung mit viel Schlaf, viel Flüssigkeit und täglich einem langen, aber ruhigen Spaziergang an der frischen Luft, auch im Winter. Eine Erkältung hast du dann vermutlich nach drei bis fünf Tagen hinter dir. Ich folge immer meiner Fünf-Tages-Formel, die mir in den letzten 20 Jahren dabei geholfen hat, niemals geschwächt oder krank zum Training zu gehen, und auch dir als Faustformel dienen kann: Bist du nach viel Entspannung, gutem Schlaf, reichlich Wasser, Tee und Spaziergängen über den Berg, gönne dir weitere fünf Tage, die du sehr ruhig angehst und deinen Alltag so wie während der Erkältung gestaltest, also ebenfalls ohne hartes Training.

Wenn du krank bist, musst du nur eine Sache tun: so schnell wie möglich ganz gesund werden, um wieder ins Training einsteigen zu können.

Nach diesen fünf zusätzlichen Erholungstagen überprüfst du deinen Gesundheitszustand, um zu bestimmen, wann das nächste Training stattfindet. Zwei der besten Indikatoren hierfür sind das persönliche Empfinden und dein Ruhepuls. Letzteren kannst du mit jeder Smartwatch oder auch manuell messen.

Der Ruhepuls ist mein Taktgeber und liegt bei mir in aller Regel zwischen 40 und 45 Herzschlägen. Liegt er nach den fünf zusätzlichen Erholungstagen in dem Bereich, ist alles gut und es geht zum Training. Liege ich fünf oder zehn Herzschläge höher, folgt ein zusätzlicher Erholungstag und am nächsten Tag wird wieder gemessen.

Starte ich dann endlich wieder ins Training, lege ich ebenfalls meine simple Fünf-Tages-Formel zugrunde, denn pro krankheitsbedingter Woche ohne Training rechne ich meine Trainingsgewichte um fünf Trainingstage zurück.

Als nach meinem damals zu frühen Einstieg die Symptome wiederkamen und ich nach dem ersten Training geschwächt war, musste ich wieder pausieren, womit ich insgesamt fast drei Wochen krank war.

Egal, ob du die Fünf-Tages-Formel nutzt oder nicht: Du solltest die Trainingsintensität nach deinem Wiedereinstieg mindestens um die Wochen heruntersetzen, die du durch die Krankheit verloren hast.

Und denke auch bei aller Ambition immer an deine Mitmenschen. Wenn du krank oder noch zu früh ins Training gehst, erhöhst du damit auch das Risiko, dass sich andere Menschen bei dir anstecken könnten!

31 DU BIST STÄNDIG GESTRESST

»Nimm dir mal eine zwei- oder dreiwöchige Auszeit und schau, was passiert.« So lautete mein Rat an meine Klientin.

»Ernsthaft? Wieso bin ich darauf nicht selbst schon gekommen, wenn es doch so einfach ist?«, erwiderte diese ironisch und schaute mich ungläubig an.

Als ich mit dieser Klientin sechs Monate zuvor ins Coaching gestartet war, begann sie gerade ein neues Businessprojekt und nach anfänglich sehr guten Erfolgen merkte sie nach einer Weile, wie ihr der Stress über den Kopf wuchs.

Meine Empfehlung, mit der für sie neuen Ernährungsstrategie und dem neuen Fitnesstraining für drei Wochen zu pausieren, nahm sie dann mit etwas Widerwillen an. In diesen drei Wochen durfte sie tun und lassen, was sie wollte. Lediglich ihre 10 000 Schritte, ihre tägliche Wassermenge und ihr Schlafpensum sollte sie nach Plan durchführen.

Und was passierte nach dieser kleinen Pause, in der sie ihre Akkus wieder aufladen konnte? Sie nahm nach eigenen Angaben weniger Stress vom Job mit nach Hause und ihre Trainings- und Ernährungserfolge potenzierten sich im Anschluss.

Stress ist mitunter der schlimmste Erfolgsverhinderer auf dem Weg zum Wunschkörper.

Stress nimmt dich völlig ein und beeinflusst deine Entscheidungskraft. Das mag in der Steinzeit im Kampf mit dem Säbelzahntiger von Vorteil gewesen sein, in heutigen Zeiten hilft es dir aber nicht weiter, vor allem wenn der Stress nicht vorübergeht. Die ausgeschütteten Stresshormone, wie beispielsweise Cortisol, wirken sich dabei nämlich nicht nur auf deinen Fettstoffwechsel aus, der unter Dauerstress zum Erliegen kommt, sondern bescheren dir auch Heißhunger und Gereiztheit. Cortisol begünstigt auch den Muskelabbau, da du in Zeiten lebensgefährlichen Stresses natürlich alle Reserven auffahren musst.

Stress und vor allem Dauerstress ist in heutiger Zeit der Auslöser schwerer Erkrankungen wie Diabetes, Arteriosklerose, Bluthochdruck, Übergewicht oder chronischen Entzündungen, Herzinfarkt und Schlaganfall. Mit Dauerstress ziehst du also nicht nur die Handbremse, was die Wunschfigur betrifft, sondern Stress bringt dich auch früher ins Grab.

Wie sehr Stress sich auf die Gesundheit auswirkt, habe ich selbst vor zwei Jahren erlebt, als ich über ein Jahr lang die 60-Stunden-Woche zelebriert habe. Wegen der langen Arbeitstage und dem mir selbst auferlegten Druck im Business kamen mein Familienleben, mein Sport und meine Gesundheit zu kurz. Sogar meinem Hausarzt fiel auf, dass ich »wohl mehr Stress habe«, was sich an meinen Blutwerten bemerkbar machte, und ich verlor innerhalb dieses Jahres deutlich an Muskelmasse.

Du solltest den Überblick darüber haben, wie viel Zeit du in jeden Lebensbereich investierst. Investierst du 24 Stunden am Tag in deine Gesundheit, stresst dich das ebenso, wie rund um die Uhr im Business zu sein. Also muss deine Mischung stimmen. Die 60-Stunden-Wochen machten mir das bewusst. Ich brenne für das, was ich tue, und dieses Feuer ist auch nach fast drei Jahrzehnten nicht erloschen. Aber ich liebe auch meine Familie über alles und meine Gesundheit ist mir natürlich auch wichtig. Dass diese beiden Lebensbereiche zu kurz kamen, machte mich unglücklich und stresste mich.

Es kommt also auf eine gute Balance der verschiedenen Lebensbereiche an. Die Gewichtung kannst du dabei regelmäßig verändern. So hast du deine Phase, in der du dir mehr Zeit für die Familie nimmst, eine, in der du im Business mehr Druck machen kannst, oder auch eine, in der du dich hauptsächlich auf deine Gesundheit konzentrierst. Ein völliges Gleichgewicht kann dabei nie entstehen. Und das muss es auch nicht, wenn du gelernt hast, dich zu entstressen, und dir bewusst bist, welchem Lebensbereich du gerade eine Zeit lang mehr Aufmerksamkeit schenken möchtest, um glücklich zu sein.

Wenn dir alles über den Kopf wächst, nimm den Druck raus. Die Akkus zu laden, kann dich gerade nach besonders harten Phasen gestärkt und voller Energie zurück an den Start gehen lassen, wie bei meiner Klientin oder bei mir selbst.

»Ich bin doch kein Rentner«, höre ich oft, wenn ich Klienten empfehle, mal wieder einen Spaziergang in die tägliche Routine mit einzuplanen. Denn nicht nur der Sauerstoff und der Vitamin-D-Schub bei einem Spaziergang tun gut, sondern auch eine möglichst handyfreie und damit ablenkungsfreie Zeit kann Klarheit und Entspannung bringen.

Wenn du kurzfristig positiven Stress und einen wahren Energieschub erlebst, kann dich das beflügeln und antreiben. Hält der Stress dann aber an, saugt das die Energie aus dir raus und du solltest gegenlenken.

Finde die Dinge in deinem Leben, die dich glücklich machen und den Stress abfallen lassen. Schau dir zum Beispiel einen tollen Film an oder hör deine Lieblingsmusik. Triff dich mit den Menschen, die dir wichtig sind, und führe tolle Gespräche. Nimm bei deinem Spaziergang mal die Schönheit unserer Welt wahr und genieße dieses Leben!

Als bei uns im letzten Jahr mal einen ganzen Tag das Internet ausfiel, haben wir den gesamten Tag für die Familie genutzt und seither gibt es an einem Tag der Woche für mich »Quality Time« mit der Familie, nichts anderes! Dieser Tag ist wie Hühnersuppe für die Seele und unglaublich wertvoll!

Oder nimm dir einen Tag der Woche, an dem es nur um dich geht und du Massage, Kino oder Sauna zelebrierst. Vielleicht liest du auch den ganzen Tag lang nur in deinem Lieblingsbuch. Wichtig ist nur, dass du nur Dinge tust, die du tun magst. Was immer du auch machst: Halte immer wieder inne und hör in dich hinein. Wenn dich der Stress wieder im Griff hat, versuche, dich zu entspannen. Schon eine Minute lang aus dem Fenster zu blicken, kann helfen, innere Klarheit zu erlangen.

32 ES MANGELT DIR AN GESUNDEM SCHLAF

Schlaf ist nicht nur ein unentbehrliches Puzzleteil auf dem Weg zur Wunschfigur, sondern zählt auch innerhalb meines Coachingprozesses neben Trinken und 10 000 Schritten am Tag (dazu später mehr) zu einem meiner drei Basic Principles. Und wird leider von den meisten Sportlern total unterschätzt.

Ich weiß, wovon ich rede, denn ich entdeckte als Kind der 80er in meiner Jugend meine Leidenschaft für Videospiele. Damit verbunden waren weit hinein in mein Erwachsenenleben lange Videospiele-Nächte, die mir den Schlaf raubten. Oft saß ich bis 2 Uhr nachts am Computer, stand um 6 Uhr auf, um zur Schule zu fahren, und ging dann um 14 Uhr übermüdet zum Training. Bis es endlich klick machte!

Merke: Wenn du noch nicht verstanden hast, wie wichtig Schlaf für dich und deine Gesundheit ist, dann hältst du dich vom Erreichen deiner Ziele ab. Fehlt dir nämlich ausreichender und guter Schlaf, fehlt deinem Körper die Zeit, sich komplett zu regenerieren. Es fehlen deinem Körper die Ressourcen, dich für das nächste Training vorzubereiten, und damit können sich deine Muskeln nicht den Trainingsreizen entsprechend entwickeln.

Schläfst du zu wenig, riskierst du außerdem langfristig Bluthochdruck, Übergewicht, Diabetes und sonstige Beschwerden wie Kopfschmerzen und Konzentrationsschwächen. Schlafmangel sorgt auch für schlechte Entscheidungen, was die Ernährung betrifft, da dein

Körper bei Schlafmangel die falschen Hormone ausschüttet. Autofahren unter Schlafmangel kann übrigens genauso gefährlich sein wie unter Alkoholeinfluss.

Schläfst du zu wenig, verlierst du weniger Körperfett, baust weniger Muskeln auf und untergräbst dein Potenzial, den Körper zu bekommen, den du dir wünschst. Schlaf und Erholung tragen unter Umständen sogar mehr zu deinen erfolgreichen Trainingsfortschritten bei als das Training selbst. Das könnte für dich bedeuten, dass du im ersten Schritt den Status quo überprüfst. Führe dazu ein Schlaftagebuch. Wie lange schläfst du aktuell? Schläfst du durch oder wirst du häufig wach? Wann gehst du zu Bett und wie lange brauchst du, um einzuschlafen? Träumst du? Fühlst du dich am nächsten Morgen erholt oder noch müde? Stehst du mit dem Wecker auf oder von alleine? In den Downloads findest du eine kleine Vorlage dazu, wie immer unter https://polionstage.de/downloads.

Schlaf bedeutet Heilung für Körper und Seele, und so solltest du es auch sehen.

Unser Schlaf verläuft zyklisch, wobei ein Schlafzyklus je nach individuellen Faktoren an die 90 Minuten dauert und in jedem dieser Zyklen die Tiefschlafphase für die wertvollste Erholung über Nacht sorgt. In dieser Phase werden die Regenerationsprozesse in Gang gesetzt, Muskeln aufgebaut und Fett abgebaut. Von gesundem Schlaf darfst du dann sprechen, wenn du pro Nacht fünf bis sechs solcher Zyklen durchlaufen, also siebeneinhalb bis neun Stunden geschlafen hast.

Mit deinem Schlaftagebuch findest du darüber hinaus schnell heraus, wie lang deine perfekte Schlafdauer ist. Denn vielleicht fühlst du dich, wie ich selbst, mit siebeneinhalb Stunden am morgen ideal erholt und bei neun Stunden würdest du müde aufwachen. Am besten findest du deine perfekte Schlafdauer im Urlaub oder an einem freien Tag heraus, an dem du ohne den Wecker aufstehen kannst. Hier ein paar Tipps für einen gesunden Schlaf:

- Führe dein Tagebuch so detailliert wie möglich.
- Gewöhne dich an feste Schlafenszeiten.
- Mach dein Schlafzimmer zu einer Wohlfühloase, indem du den Raum stets gut lüftest, sämtliche Elektronik daraus verbannst und bei der passenden Temperatur von maximal 18 Grad im für dich richtigen Bett schläfst.
- Vermeide vor dem Schlafen Stress oder ein Late-Night-Work-out, denn beides sind sichere Einschlafverhinderer! Vor dem Schlafen solltest du dich schon auf Entspannung und Ruhe programmieren und dazu eine für dich passende Routine entwickeln. Vielleicht hilft dir dabei eine heiß-kalte Dusche oder du machst eine Atem- oder Entspannungsübung oder sogar eine Meditation.

Wenn du genug gesunden Schlaf bekommst, erlebt dein Körper vielleicht eine sprichwörtliche Neugeburt voller Power im Training, maximaler Effizienz im Business und Spaß und Energie im Alltag.

33 DU UNTERSCHÄTZT DEN EFFEKT EINER KALTEN DUSCHE

Es ist kurz vor fünf am Morgen und ich frage mich, wieso ich mir das antue, obwohl mich niemand dazu zwingt. Die einzige Chance, es wirklich schnell über die Bühne zu bringen, ist: Augen zu und durch. Die Rede ist von der morgendlichen kalten Dusche. Und »kalt« heißt in diesem Fall tatsächlich kalt, denn an diesem Dezembermorgen fließt zwölf Grad kaltes Wasser durch unsere Leitungen.

Seit ich eines schönen Tages durch ein ausgefallenes Relais unserer Heizungsanlage zwangsläufig unter die eiskalte Dusche musste, gehört kalt Duschen zu meiner täglichen Routine. Ich behaupte, dass die eiskalte Dusche am Morgen auch dich überzeugen kann, wenn du erlebst, wie frisch und wach du danach in den Tag starten kannst. Kaltduschen hat aber noch viele andere Vorteile:

- Die Kälte hat einen stark entzündungshemmenden Einfluss auf den Körper und damit verkürzt sich die Regenerationszeit. Was auch dazu führt, dass kleine Wehwehchen nach dem Training schneller der Vergangenheit angehören oder du sie im besten Fall sogar im Vorfeld völlig vermeiden kannst.
- Es hat positive Effekte auf deine Haut, die das größte Organ unseres Körpers ist. Die kalte Dusche hält sie sprichwörtlich jung und knackig.
- Es steigert dein Selbstbewusstsein, härtet dich ab und zeigt dir, welche Willenskraft, Zielstrebigkeit und Disziplin du aufzubrin-

gen imstande bist. Wenn eine kalte Dusche am Morgen für dich eine Überwindung darstellt, wirst du, wenn du sie trotzdem auf dich nimmst, den Willen eines Löwen entwickeln und jedes noch so schwere Projekt künftig vielleicht leichter meistern.

- Du stärkst damit dein Immunsystem, wirst seltener krank und kannst so mehr und auch leistungsfähiger trainieren.
- Es kann wie ein Antidepressivum wirken und dich zu einem glücklicheren Menschen machen.
- Es kann zu einem Anstieg deines braunen Fettgewebes führen, was zur Verstoffwechselung weißen Fettgewebes führt, also die lästigen Fettpölsterchen oxidiert.
- Dein Körper schüttet unter Einfluss dieser Eiseskälte und der infolgedessen eintretenden Thermogenese (Produktion von Wärme durch Stoffwechselaktivität), um die Körpertemperatur wieder zu erhöhen, das Hormon Irisin aus, das maßgeblich für Muskelzuwachs verantwortlich ist, weil es die Ausschüttung des muskelaufbauhemmenden Proteins Myostatin reduziert.

Willst du dir all das entgehen lassen? Wenn nicht, dann geh nach dem Motto »ganz oder gar nicht« vor! Es könnte dir helfen, dich kurz und schmerzlos zu schocken, so wie ich das mittlerweile immer wieder mache. Nicht lange drüber nachdenken, einfach machen! Dieses »einfach machen« ist natürlich im Sommer leichter als im Winter. Nach meinen Messungen ist mein Duschwasser im Winter höchstens 12 Grad, im Sommer immerhin bis zu 19 Grad Celsius warm beziehungsweise kalt. Wichtig ist lediglich, dass sich deine kalte Dusche ein paar Zähler unter thermoneutralen 24 Grad einpendelt. Unterhalb dieser Temperatur reguliert der Körper mithilfe der fettverbrennenden Thermogenese (Wärmebildung durch Stoffwechselaktivität) die Körpertemperatur nämlich wieder nach oben. Bei 19 bis maximal 20 Grad nimmst du alle positiven Aspekte mit. Du musst auch nicht stundenlang duschen, sondern es reichen bereits wenige Minuten täglich.

Zudem macht es Sinn, sich erst einzuschäumen, dann kurz heiß und im Anschluss kalt zu duschen. Dieser Wechsel von heiß auf kalt öffnet deine Poren, um sie danach wieder fest zusammenzuziehen. Das hält deine Haut jung und gesund.

Wenn du es nicht ganz so radikal angehen möchtest, empfiehlt sich ein Vorgehen nach Kneipp. Du beginnst damit, deine Füße kalt abzuduschen. Am nächsten Tag nimmst du zu den Füßen die Unterschenkel dazu, bis du binnen weniger Tage den gesamten Körper dem kalten Wasser aussetzt. So hast du nicht nur eine gewisse Zeitspanne, um dich mental einzustellen, sondern wirst auch physisch merken, dass die kalte Dusche deinen Körper gar nicht mehr so sehr schockt wie noch am Anfang.

Und wenn dir auch das noch zu kalt oder zu extrem ist, beginne einfach damit, beim Duschen zwischendurch die Temperatur nur ein klein wenig zu senken. Wenn du als echter Profi das Maximale herausholen willst, machst du beim Wechselduschen die Kaltphase nicht nur so kalt wie möglich, sondern die Warmphase auch so heiß wie möglich. Dies während deiner Dusche drei- oder viermal im Wechsel durchgeführt, macht dich morgens hellwach, entspannt nach einem harten Training deine Muskeln, lässt dein Fett schmelzen und Muskeln wachsen.

34 DU ERHOLST DICH NICHT AKTIV

Auf eine harte Trainingseinheit direkt eine noch härtere folgen zu lassen, ist meist eine schlechte Idee, denn dann fehlt dir die nötige Erholung, vor allem wenn du noch ein Einsteiger bist. Folgt auf die harte Einheit aber die notwendige Entspannung, bist du am dritten oder vielleicht vierten Tag bereit, wieder Gas zu geben. Wie intensiv und in welchem Umfang du deine Einheiten absolvieren kannst, liegt nicht nur an deiner Trainingsplanung, sondern insbesondere daran, wie schnell sich dein Körper erholt.

Wäre es also nicht großartig, wenn du die Regeneration beschleunigen und steuern könntest? Ich spreche von aktiver Erholung, die dir wie der Zaubertrank für Obelix dabei helfen kann, schnell wieder zu Kräften zu kommen. Wenn du einem harten Trainingstag eine sehr leichte oder eine lockere Ausdauereinheit folgen lässt, bist du also schon mal auf dem besten Weg. Gehst du aber stattdessen vielleicht einer Spielsportart nach, tust also etwas völlig anderes, hilft das nicht nur deinem Körper bei der Erholung, sondern auch dein Geist kann sich komplett entspannen. Immer, wenn ich einen völligen sportlichen Tapetenwechsel erlebe, bin ich nicht nur motivierter beim nächsten Training und freue mich mehr darauf, wieder Eisen zu stemmen, sondern ich fühle mich auch erholter denn je.

Zwischen meinen Einheiten stehen immer lockere Trainingseinheiten für meine Schwachstellen, lockeres Faszientraining, eine Runde Walking oder Fahrradfahren oder aber Schwimmen, Klettern und Ballspiele mit unseren Kindern. Alle Aktivitäten, die dir dabei helfen, deine Erholung zu beschleunigen, gelten als aktive Erholung, die deinem Körper das Regenerationsplus gibt – das Dehn- oder Faszientrainingsprogramm am trainingsfreien Tag, der Ausflug mit den Kindern, schwimmen gehen und so weiter. Auch wenn sie vielleicht nur ein kleiner Teil auf deinem Weg zur Spitzenleistung ist, kann die aktive Erholung das Zünglein an der Waage sein, die dir mentale Power und Dauermotivation bietet und dich gleichzeitig mit dem Plus an Leistung versorgt, das du brauchst, um mehr, intensiver und erfolgreicher im Krafttraining agieren zu können.

35 DU ERKENNST DIE KRAFT DER MEDITATION NICHT

Ich sitze beim Klang des Meeres aus den Lautsprecherboxen äußerlich ruhig da, während mir ein Gedanke nach dem anderen durch den Kopf schießt. Außerdem zwickt und zwackt es an allen Enden und ich habe das dringende Bedürfnis, meine Körperposition zu verändern. Ich hatte mich entschieden, mich an einer Meditation zu versuchen.

Es wurde der Anfang einer langen Serie und mein erster wirklich erfolgreicher Zugang zu täglichen Meditationen. Denn auch wenn die ersten Tage, sogar die gesamte erste Woche, durchaus holprig waren, geschah bereits Mitte der zweiten Woche ein Wunder: Ich konnte mich mehr entspannen und erlebte, wie mein Geist freier wurde, der Alltagsstress von mir abfiel und ich mit neuen Ideen geradezu überschüttet wurde.

> Meditation bedeutet pure Entspannung und aktives Entstressen.

Meditation erzeugt in deinem Gehirn die gleiche Schwingung wie die Einschlafphase und wirkt daher auch so entspannend. Meditation hilft mir auch dabei, Entscheidungen mit völliger Klarheit und absolutem Bewusstsein zu beurteilen. Und mit Gelassenheit den sportlichen, beruflichen und familiären Alltag zu meistern, was wichtig ist, um High Performance zu liefern und dennoch die Dinge nicht immer so engstirnig zu betrachten.

Wenn du fokussierter, zielsicherer und in allen Lebenslangen konzentrierter durch dein sportliches und berufliches Leben gehen willst, ist Meditation die Antwort. Ich war damals ein sehr chaotischer, zappeliger und konzentrationsschwacher Zeitgenosse und habe mithilfe von Meditation gelernt, meine Konzentration maximal zu bündeln und schneller ans Ziel zu kommen.

Denkst du, dass das ganze Gerede um Meditation esoterischer Schabernack ist? Dann geht es dir wie mir früher. Aber das war ein Fehler, den du vermeiden solltest. Denk mal darüber nach, wo und wann du die letzte großartige Idee hattest. Unsere besten Ideen haben wir nämlich zumeist bei völliger Entspannung, wenn wir unseren Geist schweifen lassen können. Mir kommen die allerbesten Ideen entweder unter der Dusche oder während einer Meditation.

Wenn für dich zu einem gesunden Körper auch der gesunde Geist zählt, solltest du dich bereit machen für deine erste Meditation. Du kannst im ersten Schritt damit beginnen, Atementspannungsübungen zu machen. Die Atmung ist nämlich, wie auch beim Krafttraining, in der Meditation ein Schlüsselfaktor. Nimm dir dazu zunächst täglich nur eine einzige Minute Zeit. Bei der Atementspannung leiten dich diverse Apps an, die dich durch die Entspannungsphase führen und deine Atemfrequenz vorgeben. Aus der einen Minute werden dann schnell zwei, fünf oder auch zehn. Versuche aber nicht, dich täglich zu überbieten, sondern nimm es mit Entspannung und Gelassenheit locker.

Und wenn du Lust hast, das Ganze dann Meditation zu nennen, schließt du zu deiner ruhigen und gelassenen Atmung deine Augen, setzt oder legst dich ganz bequem hin und lässt dich treiben. Es gibt einige Apps, die dir deine ersten Meditationen erleichtern, zum Beispiel Headspace oder Muse, bei der du mithilfe des Muse-Stirnbandes sogar deine Gehirnaktivität analysieren lassen kannst.

Auch wenn dir die Meditation nicht unmittelbar beim Muskelaufbau hilft, wird sich die Reduktion der Stresshormone in deinem Körper möglicherweise auf deinen Fettstoffwechsel auswirken. Meditation wird langfristig deinen Stresspegel senken und dich zu einem glücklicheren und gelasseneren Sportler machen.

MINDSET

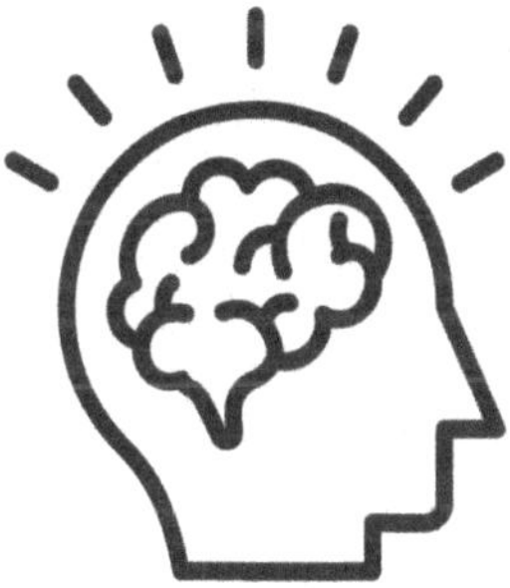

»Was der Geist ersinnen kann, das kann er auch erreichen.«

William Clement Stone

Was, denkst du, ist das Allerwichtigste, um deine Ziele vom Wunschkörper zu erreichen?

Die Antwort liegt in einem Organ unseres Körpers, das alles bis in die einzelnen Nervenzellen steuert und den Großteil unseres Selbst ausmacht: unser Gehirn.

In diesem Organ beginnt alles, was du Tag für Tag tust – wie du dich bewegst, wie du über Situationen nachdenkst. Ob du deinen Arm hebst oder mit der Wimper zuckst: Jeder noch so kleine Impuls wird im Gehirn verarbeitet und dann in Windeseile durch den ganzen Körper bis zum Ziel geführt.

Diese simple Erkenntnis löste während meiner Zeit als Leistungssportler einen wahren Dominoeffekt aus. Mir wurde die Kraft der Gedanken bewusst. Heute kann ich mit Recht behaupten, dass ich meinen Erfolg meinem Denken, meinem Mindset, zu verdanken habe.

Dein Mindset sollte auch auf deinem Weg eine sehr wichtige Rolle spielen. Denn wenn du wirklich den großen und dauerhaften Erfolg anstrebst, ist es essenziell, dass du dein Denken Tag für Tag auf diesen Erfolg programmierst.

36 DU DENKST, ES IST EIN SPRINT UND KEIN MARATHON

In den fast drei Jahrzehnten, seit ich Bodybuilding betreibe, hat sich der Sport zu einer Industrie entwickelt, die fast nichts mehr mit der Fitnessbranche gemein hat, wie ich sie zu meinen Anfängen kennenlernte. Der Markt an Supplements und Trainingsequipment und die Trainings- und Ernährungsvielfalt ist explodiert und es gibt heute Fitnessklubs mit jeglichem nur denkbaren Angebot.

Innerhalb dieser ausufernden Fitness- und Bodybuildingbranche haben heutige Sportler aber leider oft eine völlig verzerrte Erwartungshaltung im Hinblick darauf, wie schnell sie Erfolge haben können. Durchgestylte Influencer, Promi-Coaches aus aller Welt mit unglaublichen Programmen und atemberaubenden Erfolgsversprechen und nicht zuletzt die Wundermittelchen zahlreicher Hersteller haben dazu geführt, dass sich das Bild von Fitness und Bodybuilding inzwischen stark von dem unterscheidet, was ich damals als »Realität« kennenlernte.

Heutige Sportler erleben eine Gehirnwäsche in Form von »Vorher-Nachher«-Fotos, die suggerieren, dass man in sechs Wochen unglaublichen Erfolg haben kann, ohne viel Mühe. Es gibt Programme, die versprechen, dass man mit zehn Minuten Training pro Woche den Traumkörper erreicht, Wunderübungen, die einen Sixpack garantieren, und natürlich Pillen und Pulver, mit denen du dir angeblich eine gesunde Ernährung sparen kannst und die dich einfach so schlank und gesund machen sollen.

Diese Werbebotschaften führen dich auf gefährliche Weise an der Nase herum und pflanzen dir völlig falsche Vorstellungen ein. Ganz ehrlich: Du wirst deine Traumfigur nicht von null auf 100 in sechs oder neun Wochen erreichen. Kein Promi-Trainingsprogramm, keine Wunderdiät, kein Supplement, keine Wunderübung, kein EMS-Gerät auf diesem Planeten wird dich mit dem Sixpack oder der Traumfigur in Rekordzeit belohnen. Das sind Marketinglügen, die du dir nicht anhören solltest, weil sie dich auf gefährliche Weise vom Weg abbringen, frustrieren und kapitulieren lassen werden. Warum? Weil du nach dem Sechs-Wochen-Programm, der Wunderpille oder den Empfehlungen des Influencers denkst, dass du nicht gut genug bist, etwas falsch gemacht hast oder einfach unfähig bist, weil du dein Ziel in dieser Zeit nicht geschafft hast. Als Hobbysportler kannst du dich aber nicht mit den Models der Supplement-Firmen messen, deren Job es ist, so auszusehen. Bei diesen Turbo-Programmen scheitern neun von zehn Menschen, garantiert.

Am Ende deiner Recherche, welcher Weg für dich der richtige ist und wie du wirklich deine Traumfigur erreichen kannst, wirst du erkennen, dass der Weg dorthin auf jeden Fall ein Marathon und kein Sprint ist. Und immer, wenn diese Erkenntnis bei einem Klienten oder einer Klientin angekommen ist, fällt plötzlich wie durch Zauberei der Druck von ihnen ab und sie erkennen ihre Superkraft auf dem Weg zum Ziel: Geduld!

Mein Bestreben ist es, meine Klienten mit den für sie individuell besten Strategien auf dem schnellsten, gesündesten und effizientesten Weg ans Ziel zu führen, aber in meiner gesamten Laufbahn war dieser Weg bis zum Ziel nie ein kurzer Sprint.

Auch nicht bei mir selbst. Mit 15 Jahren wog ich 43 Kilo und wollte nichts mehr als so schnell wie möglich an Gewicht zulegen. Bis ich meine Leidenschaft für den Fitnesssport entdeckte, Muskeln aufbauen, ein großartiger Athlet werden und Wettkämpfe gewinnen wollte. Es brauchte ganze sechs Jahre und nahezu tägliche harte

Arbeit, bis aus einem erfolglosen Sportler ein echter Sieger wurde und ich meinen ersten großen Wettkampf gewinnen konnte.

Was ist also nun die Lösung für dich? Mach dir bewusst, dass es keine sechs Wochen, sondern sechs Monate oder eher sogar sechs Jahre braucht, bis du am Ziel angekommen bist. Aber auch wenn du deinen Traumkörper erreicht hast, kannst du dich nicht auf deinen Lorbeeren ausruhen: Dieser Marathon dauert bis zu deinem Lebensende, denn im Idealfall lebst du den Lifestyle bis ins hohe Alter. Du musst also gar keinen Zeitdruck aufbauen.

Entdecke die Macht der Geduld.

Sobald dir das bewusst wird, sinkt dein Stresspegel. Du wirst dich über die kleinen dauerhaften Erfolge freuen können und dich wegen der falschen Werbebotschaften nicht mehr schlecht fühlen.

Und jetzt mal ehrlich: Ich habe mich immer gefragt, wieso Menschen, die ihr Leben lang unzufrieden mit ihrer Figur waren, diesen Missstand dann innerhalb von sechs Wochen verändern wollen. Alles, was im Leben von Bestand ist, braucht Zeit. Ja, vielleicht wäre es möglich, in neun Wochen 20 Kilo abzunehmen. Aber zu welchem Preis und mit welchem Ergebnis? Weitere neun Wochen später hast du das Gewicht plus Zinsen sicher wieder drauf. Also nimm den Druck raus und nimm dir stattdessen Zeit.

Der Weg ist das Ziel. Dein großes Ziel ist vielleicht so groß und fühlt sich für dich noch so unerreichbar an, dass es dich einschüchtert und du aus Angst, völlig zu scheitern, schnell alles hinwirfst oder gar nicht erst starten willst. Wenn du aber erst einmal spürst, wie viel Spaß der Weg machen kann, bist du bestens gerüstet! Krafttraining, gesunde Ernährung und die kleinen Erfolge, die sich stetig bemerkbar machen, können wirklich Freude bereiten. Mach daher den Weg zum Ziel. Setze dir ein Fünf-Jahres-Ziel, fordere dich jede Woche und jeden Monat heraus und steck dir monatliche Ziele für dein Krafttraining. Steigere allmählich die Gewichte, deine Trinkmenge oder dein Schlafpensum. Verfolge dann mit Konsequenz diesen Weg. Wenn du stetig Erfolge erzielst, ständig stärker wirst oder sich die Figur im Spiegel weiterhin verändert, lohnt es sich, am Ball zu bleiben. Kontinuität führt unweigerlich zum Ziel.

Mach das TUN zu deiner Leidenschaft. Mir geht es nicht mehr so sehr darum, das Zielgewicht zu erreichen oder bestimmte Leistungen zu erzielen, denn die Leidenschaft für das, was ich tue, motiviert mich oft sogar mehr als ein Endziel. Wenn du diesen Punkt erreicht hast, dann hast du nach einigen Jahren vielleicht plötzlich dein Ziel erreicht, ohne es zu merken. Weil du einfach nur das getan hast, was in dir die pure Leidenschaft auslöst und was du wirklich liebst zu tun! Vergleiche dich nicht ständig mit anderen und sei stets dankbar für all das, was du erreichst, und sei es noch so klein. Eine Woche keine Süßigkeiten zu essen, mag für viele Menschen nichts Besonderes sein, für dich ist es aber vielleicht ein großartiger Erfolg. Halte daran fest und schreib es dir auf!

Hab Vertrauen in dich, deine Fähigkeiten und dein Ziel und bleib mit Geduld und Beharrlichkeit dabei. Es gab für mich damals nichts Schlimmeres als die Besserwisser, die mich mit ihrem Halbwissen von meinem Weg abbringen wollten. Lass dich nicht von Außenstehenden verunsichern.

Der Weg zum Ziel ist eine Berg-und-Tal-Fahrt. Es wird unweigerlich Ereignisse in deinem Leben geben, die deinen Fortschritt bremsen, dich vom geraden Kurs abbringen und auf die du dann reagieren musst. Vielleicht arbeitest du die nächsten zwei Monate am wichtigsten Businessprojekt deines Lebens und musst für eine Weile auf dein Training verzichten. Oder die Geburt deiner Kinder stellt dein Zeitmanagement auf den Kopf. Oder du bist krankheitsbedingt nicht in der Lage, deinen Trainingsplan beizubehalten. Es gibt tausend Gründe, die dich aus der Bahn werfen können. Bedenke, dass Schwierigkeiten nur vorübergehend sind, wenn du konsequent dranbleibst.

Nutze daher jedes Motivationshoch und gib Gas. Aber vor allem: Nimm den Druck raus und mach dir bewusst, dass du mit Kontinuität und Dauerhaftigkeit deine Ziele erreichst.

37 DU VERSCHIEBST DIE DINGE AUF MORGEN

»Ich fange dann nächste Woche an. Versprochen!«

Solche Aussagen höre ich in leicht abgewandelter Form seit vielen Jahren. Verständlich. Denn sofort starten zu müssen, klingt anstrengend und Furcht einflößend.

Morgen zu starten, ist eigentlich nur eine Ausrede, nicht heute anfangen zu müssen, und du wirst tausend gute Gründe dafür finden. »Ich muss noch einkaufen«, »Ich brauche erst einmal Sportkleidung«, »Ich habe doch gar kein Fitnessstudio« und und und.

Der Mensch ist eben ein Gewohnheitstier. Aber wieso tun wir uns überhaupt so schwer, etwas sofort umzusetzen? Die Gründe sind meistens Versagensangst und die Angst vor dem Unbekannten.

Das ist auch der Grund, warum dein Bekannter immer noch nicht die Arbeitsstelle gewechselt hat, obwohl er seinen Job hasst. Das bekannte Arbeitsumfeld kennt er, die mögliche neue Arbeitsstelle noch nicht. Und das ist auch der Grund, warum du noch immer nicht deine Neujahrsvorsätze umgesetzt hast. Das Gehirn mag es, Dinge aufzuschieben, aber das hält dich vom Erfolg ab. Menschen, die ihre Ziele und Wünsche auf morgen schieben, erreichen ihre Ziele entweder stark zeitverzögert oder im schlechtesten Fall nie.

> Wenn du dein Vorhaben nicht innerhalb von 72 Stunden nach dem Entschluss tatsächlich in Angriff nimmst, stehen die Chancen ziemlich schlecht, dass du überhaupt beginnst.

Auch hier kommt uns unser Gehirn wieder in die Quere, denn die Komfortzone bietet uns so viel Schutz und Sicherheit, dass uns die Vorsätze plötzlich überhaupt nicht mehr wichtig sind. Und du hast vielleicht noch keine Erfahrungen damit, wie großartig du dich nach dem Sport fühlst, was für ein tolles Gefühl es ist, fit und aktiv zu sein. Hier sind ein paar Tipps, wie du den Aufschiebe-Drang überwindest:

- Mach dir deinen neuen Vorsatz mental bewusst! Kläre für dich zunächst das Warum hinter diesem Vorsatz ab und frag dich dann, wieso es wichtig ist, heute zu starten, um deinen Zielen näher zu kommen. Ein Leben mit Sport, Gesundheit und Fitness wird vielleicht in deinem Fall ein ganz neues Lebensgefühl bewirken, je nachdem, an welchem Punkt des Weges du derzeit stehst.
- Überlege dir eine Sache, die du innerhalb der nächsten 72 Stunden definitiv in Angriff nehmen wirst.
- Erzähle deiner besten Freundin, deinen Arbeitskollegen oder deinen Eltern von deinem Vorsatz und mach das ganze Vorhaben maximal verbindlich. Oder poste in den sozialen Medien, dass du heute beginnst – das bringt dich ein wenig unter Zugzwang.
- Starte leicht und locker. Das kann zum Beispiel bedeuten, dass du jeden Tag zehn Liegestütze machst oder dir dreimal die Woche sieben Minuten Zeit für eine kleine Zusammenstellung von Übungen nimmst, die du ohne Pausen absolvierst.
- Bedenke, dass das Leben zu kurz ist, um morgen zu beginnen, und dass auch jeder, der einen Marathon gelaufen ist, mit dem ersten Schritt begonnen hat.

Sollte Versagensangst der Trigger sein, der dich zum Aufschieben zwingt, mach dir bewusst, dass Hinfallen auch Teil deines Weges ist. Zu scheitern und auf Hindernisse zu treffen, ist für den großen Erfolg manchmal unabdingbar! Hindernisse sorgen dafür, dass du nach neuen Lösungsmöglichkeiten suchst, und die oftmals unvermeidbaren Rückschläge machen dich stärker, sobald du sie überwunden hast.

Und Hindernisse zu überwinden bedeutet, dass du deine Komfortzone weit hinter dir gelassen hast und dich zum Beispiel auf ein neues Trainingskonzept einlässt, das dir viel abverlangt. Auch wenn sich im Nachhinein herausstellt, dass diese Strategie nicht die für dich passende ist, sparst du dir künftig Umwege, weil du mehr und mehr lernst, was genau für dich das Richtige ist.

Aus meiner ganz persönlichen Sicht solltest du Vorhaben, die Fitness und Gesundheit betreffen, erst einmal in deinem Alltag umsetzen. Bevor du den Zweijahresvertrag im Fitnessstudio unterschreibst, schau also erst einmal, wie du deinen Alltag optimieren kannst, und nimm dir immer nur eine Sache nach der anderen vor. 10000 Schritte sind ein wichtiger Aspekt, aber unrealistisch, wenn du täglich bislang nicht über 3000 kommst. Beginne dann damit, jeden Tag diese 3000 Schritte erreichen zu wollen, und erhöhe dann auf 4000. Halte die Anforderungen zeitlich und vom Aufwand her so gering wie möglich.

Finde keine Ausreden, sondern Lösungen. Das beweist dir selbst, dass es dir wichtig ist!

Und beginne JETZT.

38 ZWEIFEL HALTEN DICH VOM ZIEL AB

Viele Menschen, die ich in den letzten Jahrzehnten kennengelernt habe, hatten große Ziele, die sie nicht erreicht haben. Es gab immer genug Dinge, die sie abhielten. Für das Erreichen deiner Ziele musst du etwas investieren und deine Komfortzone verlassen.

Viele Menschen haben Zweifel und finden Ausreden. Da wäre zum Beispiel die Ausrede, dass die Gene schuld sind, wenn alle in der Familie eher stabil gebaut sind. Aber vertrau mir, wenn ich dir sage, dass jahrelanges Training deine genetische Veranlagung umgeht und einen Perspektivwechsel bringt. Deine Gene oder fehlendes Talent können dich nicht aufhalten, wenn du eine bewusste Entscheidung für dein neues Ich getroffen hast.

Ich habe mit 15 Jahren mit einem Gewicht von 43 Kilogramm mit dem Bodybuilding begonnen. Talent zum Bodybuilder? Fehlanzeige. Es gibt in meiner Familie keinen ehemaligen Olympiateilnehmer oder sonstige Spitzensportler. Ich komme aus einer ganz normalen Familie. Meine stärkste Waffe waren mein Wille und mein Fleiß!

> Zweifel sind dein schärfster Gegner auf dem Weg zum Wunschkörper, Vertrauen hingegen dein stärkster Verbündeter.

Deine Zweifel müssen dir nicht einmal bewusst sein, sondern lenken dich auch völlig unbewusst. Und diese Zweifel halten dich davon ab, die Dinge zu tun, die du tun solltest, um deine Ziele zu erreichen. Diese Zweifel sind es, die deinen inneren Schweinehund füttern und dir Ausreden einpflanzen, weshalb du doch lieber alles lassen solltest, wie es ist. Und diese Zweifel sind der Grund, warum du dich im Leben bisher vielleicht immer klein gedacht hast, anstatt zu den Sternen zu greifen.

Aber es gibt einige Geheimwaffen gegen deine Zweifel:

1. Mach den folgenden Satz zu deinem Mantra: »Alles, was ich erdenken kann, kann ich auch erreichen.« Schreib diesen Satz in dein Erfolgsjournal oder besser noch: Entwickle dein ganz eigenes Mantra.
2. Führe ein Erfolgsjournal, in dem du jeden Tag deine Erfolge notierst. Ich mache das seit einigen Jahren und reflektiere am Abend meinen Tag, indem ich die drei größten Siege, Highlights oder wie auch immer du es für dich nennen willst notiere. So sammelst du Tag für Tag Beweise für deinen Erfolg und dafür, dass du dein Ziel erreichen kannst. Damit wirst du über kurz oder lang Sätze wie »Ich versuche es …«, die dein Scheitern bereits implizieren, verbannen und daraus »Ich tue und ich kann …« machen, bei denen du dich auf den Erfolg fokussierst.
3. Mach dir das Konzept der Powervase zunutze. Kauf dir eine schicke Vase, die sich super in deinem Wohnzimmer macht, und wirf für jeden kleinen oder großen Erfolg ein Zettelchen, auf dem du diesen Erfolg notiert hast, hinein. Die Vase sollte an einem Ort stehen, den du stets im Auge hast, damit du siehst, wie sie sich mit Erfolg füllt und dich Tag für Tag näher an dein Ziel führt. Übrigens: Die Energie folgt immer der Aufmerksamkeit. Wenn du also mithilfe dieser Vase deine Aufmerksamkeit auf Erfolge richtest, wirst du noch mehr Erfolge anziehen.
4. Ein sehr mächtiges Tool auf dem Weg zum löwenstarken Selbstvertrauen ist die Timeline – eine visuelle Zeitlinie, die deinen Lebensweg vielleicht von der Schulzeit bis ins Jetzt führt und dein Leben und die darin enthaltenen Meilensteine widerspiegelt. Hierbei kannst du entweder selber basteln oder digitale Varian-

ten nutzen. Die Meilensteine auf meiner ersten Timeline waren die Momente, die mein Leben verändert haben: mein erstes Training im Alter von 15 Jahren, mein Abitur, mein Sieg beim Mister Germany, jeder WM-Titel und so weiter. Eine solche Timeline kann aus einem Zweifler einen Sieger machen, weil sie dir vor Augen führt, was du tatsächlich schon alles erreicht hast.

5. Natürlich darf auch ein Visionboard nicht fehlen, um dein Sieger-Mindset zum Vorschein kommen zu lassen. Das Visionboard bringt deine Ziele, Wünsche und Träume visuell in Form von Zitaten, Bildern deiner Ziele, deiner Vorbilder oder deiner eigenen Erfolge zusammen. Es soll dich dazu befähigen, dir deine Ziele wirklich konkret vorzustellen, dich im Geiste durchspielen zu lassen, wie es sich anfühlt, wenn du dein Ziel erreicht hast, und wie sich dein Leben dann verändern wird. Wenn du dann morgens mit den Gedanken an deine Visionen aufwachst und abends mit ihnen zu Bett gehst, bist du auf dem besten Weg, alles aus deinem Geist herauszukitzeln. Schau dir dazu, sooft es geht, an, was machbar wäre. Schaue dir an, was Menschen, die jahrzehntelang an ihrem Traum arbeiten, geschaffen haben.
6. Sammle stetig Beweise für deinen vergangenen, aber auch künftigen Erfolg. Betrachte deine Statistiken, deine Trainingsdokumentation, deine Ernährungs- und Lebensplanung etc., um zu sehen, was du alles tust, um deine Ziele wirklich zu erreichen. Führe dir vor Augen, welchen Weg du bis jetzt zurückgelegt hast. Wo standest du, als du begonnen hast, und wo stehst du bereits jetzt?

Setz dir Ziele und vertraue auf dich, deine Fähigkeiten und deinen Erfolg. Dann haben Zweifel keine Chance.

39 DU KENNST DEIN WARUM NICHT

»Das Training war wirklich toll, aber Fitness ist überhaupt nichts für mich. Ich mag lieber Angeln und Skatrunden mit der alten Truppe. Mein Arzt hängt mir seit Jahren in den Ohren, dass ich was für meine Gesundheit tun muss, und eigentlich hat meine Frau den Termin für das Probetraining ausgemacht.«

Mir steht ein Mittfünfziger gegenüber, dessen Ehrlichkeit und Mut mir wirklich imponieren. Ich konnte nicht jeden Menschen davon überzeugen, dass der Fitnesssport den Paradigmenwechsel bringen kann.

»Mein Leidensdruck ist nicht groß genug, wie du richtig gesagt hast, aber ich verspreche dir, dass ich heute etwas mitgenommen habe«, sagte er mir zum Abschied.

Tatsächlich schrieb mir dieser sympathische Mensch in den folgenden Monaten noch einige E-Mails, in denen er über eine Ernährungsumstellung und sogar einige wenige »Bewegungseinheiten« über das Angeln und Skatspielen hinaus berichtete.

Warum aber konnte ich ihn nicht erreichen? Weil er neben den Wünschen seines Arztes und seiner Frau keine eigene Motivation hatte und nicht aus sich heraus sein Leben verändern wollte.

Tatsächlich wissen viele Menschen überhaupt nicht, warum sie tun, was sie tun.

Sie sind sich ihrer eigenen Motive nicht bewusst und haben sich durch äußere Einflüsse leiten lassen. Mit den Kumpels zusammen zum Fitnessstudio zu fahren, weil die Gruppe das großartig findet, ist dann für den Einzelnen vermutlich ebenso hilfreich, wie auf einer unbekannten Landstraße im Nirgendwo ohne Straßenkarte oder Navi zum Ziel und wieder nach Hause finden zu wollen. Neun von zehn Menschen im Fitnessstudio gehen aber so oder ähnlich vor.

Allen gemeinsam ist, dass sie ihr eigenes Warum hinter dem Ziel nicht kennen. Die meisten rennen einfach los, ohne zu fragen, zu welchem Zweck!

Hast du kein Motiv, also kein Warum, dann hast du auch keinen Grund, überhaupt etwas zu tun. Dann ist es gleich, ob du Leidensdruck hast oder nicht.

Frag dich also: Was ist dein Warum, was sind deine Motive? Was ist die treibende Kraft, die dich zu deinem Ziel führen soll?

Von einem früheren Coach lernte ich die ***5-Times-Why-Methode*** kennen, die es mir erlaubte, die Motivation hinter meinem damaligen Ziel genau zu bestimmen. Diese Methode kannst du in jedem Lebensbereich anwenden.

Doch bevor ich sie dir erkläre, hinterfrage dein Vorgehen erst einmal unter dem Gesichtspunkt, ob du dich aus dir selbst oder durch äußere Einflüsse angetrieben fühlst. Wenn du nur auf deine Gesundheit achten willst, weil das deinem Partner am Herzen liegt und dein Arzt es empfiehlt, dann ist es für dich schwer umsetzbar. Wenn du hingegen 30 Kilo abnehmen willst, um wieder in deinen Maßanzug zu passen, und dich das stolz und glücklich macht, dann kommt der Wunsch aus dir selbst. Diese intrinsische Motivation ist der wichtigste Punkt auf deinem Weg zum Ziel. Du hast damit das erste Warum für dich herausgefunden und kannst dein Ziel bereits oberflächlich definieren.

- Ziel: Ich will 30 Kilo abnehmen! Nun kommt die 5-Times-Why-Methode ins Spiel: Du fragst fünfmal nach dem Warum.
- WARUM möchte ich 30 Kilo abnehmen?

- Um wieder in meinen Maßanzug zu passen!
- WARUM will ich wieder in den Maßanzug passen?
- Weil mich das stolz macht!
- WARUM macht mich das stolz?
- Weil ich mich die letzten Jahre habe gehen lassen und mir selbst beweisen will, dass ich etwas verändern kann!
- WARUM will ich etwas verändern?
- Weil das Übergewicht gesundheitliche Folgen haben kann und ich lange fit und der beste Papa sein will.
- WARUM will ich fit und der beste Papa sein?
- Weil ich meine Familie liebe und sie von mir nur etwas hat, wenn ich gesund bin. Ich habe Angst, wegen des Übergewichts und schlimmer Krankheiten früher zu sterben.

Es ist nicht immer das, was es zu sein scheint.

Wieder in deinen Maßanzug zu passen, kann auch bei dir viel tiefgründigere Motive haben. Wenn du ein solch mächtiges WARUM ausfindig gemacht hast, bist du fast unaufhaltbar, und deinem Ziel steht nichts mehr im Weg.

40 DU EMPFINDEST KEINE DANKBARKEIT

»Nur wenn du in Dankbarkeit und im Einklang mit deinen Werten lebst, führst du ein erfülltes, glückliches und erfolgreiches Leben.«

Diese Worte eines damaligen Mentors hallen in mir immer noch nach, wenn ich im Leben auf einen Menschen treffe, der scheinbar unzufrieden mit sich und seinem Leben ist und entgegen seiner eigenen Wertvorstellungen lebt.

Erinnerst du dich noch daran, als du das letzte Mal völlig glücklich, dankbar und im Einklang mit all deinen Werten warst? So glücklich und zufrieden, dass du die Welt hättest umarmen können?

Vielleicht an dem Tag, als deine Kinder zur Welt kamen? Oder an dem Tag, als du befördert wurdest? Oder als die Waage endlich eine andere Zahl anzeigte? Kannst du dich noch in diese Situationen hineinfühlen, voller Dankbarkeit?

Wenn du das nicht aus tiefstem Inneren von dir behaupten kannst und es in deinem Leben vieles gibt, mit dem du unzufrieden bist, oder wenn du in vielen Situationen nicht nach deinen Werten handelst, dann hör mir jetzt zu.

Die stärkste Macht im gesamten Universum, abgesehen von der Liebe, ist Dankbarkeit. Denn Dankbarkeit kann von innen heraus das Feuer deiner Leidenschaft entfachen. Und Dankbarkeit ist auch die treibende Kraft des Erfolgs.

Menschen, die dankbar durchs Leben gehen, erfahren das Leben als Erfolgsgeschichte. Menschen, die nicht täglich Dankbarkeit für ihr

Leben und die damit verbundenen Wunder verspüren, leben auch oft entgegen ihren Werten. Für diese Menschen ist das Glas nicht nur immer halb leer, sondern sie verzetteln sich auch mit unwichtigen Details, halten sich viel zu sehr mit Dingen auf, die sie nicht ans Ziel führen, und führen ein Leben, das leider von Unzufriedenheit und Erfolglosigkeit gekrönt ist.

Ihr größter Fehler: Das, was sie haben oder erreichen, nehmen sie als gegeben hin, während all das, was sie nicht haben, sie Tag für Tag den Mangel und die Limitierung ihres eigenen Lebens fühlen lässt.

Darum sage ich: Lebe dein Leben gemäß deinen Werten und mit täglicher Dankbarkeit. Um Dankbarkeit zu zelebrieren, solltest du nicht nur mit offenen Augen durchs Leben gehen und all die Wunder erkennen, die dir täglich begegnen, sondern dies am besten auch schriftlich festhalten. Aus diesem Grund empfehle ich dir, ab sofort ein Dankbarkeitstagebuch zu führen. Hierzu kannst du eine digitale oder auch handschriftliche Form wählen. Es gibt zahlreiche kleine Bücher dazu im Handel oder du nutzt meinen Download auf **https://polionstage.de/downloads**. Du kannst folgende Dinge notieren beziehungsweise folgende Fragen beantworten:

Morgens:
Wofür bin ich in meinem Leben dankbar?
Mein Ziel ist ...
Was tue ich zur Erreichung dieses Ziels?
Warum ist mir gerade dieses Ziel so wichtig?
Mein Mantra des Tages lautet ...
Was würde den heutigen Tag wundervoll machen?
Drei Ideen, die mein Leben bereichern können, sind ...

Abends:
Was hätte ich heute besser machen können?
Was habe ich heute erlebt und wofür bin ich heute dankbar?

Wem habe ich heute etwas Gutes getan?

In meinem Dankbarkeitstagebuch setze ich mich täglich mit dem auseinander, wofür ich dankbar bin, was meine Ziele sind und wie ich meine Ziele erreichen kann. Grundsätzlich reicht es schon, sich jeden Tag für wenige Minuten hinzusetzen und Danke zu sagen, selbst wenn du immer für die gleichen Dinge dankbar bist. Die beste Zeit für dein kleines Dankbarkeitsritual ist übrigens abends vor dem Schlafengehen.

Ähnlich sieht es mit den eigenen Werten aus, denn mit der Frage »Warum ist mir gerade dieses Ziel so wichtig?« hinterfrage ich nicht nur meine Motive, sondern überprüfe ich auch täglich, ob mein Ziel mit meinen Werten im Einklang steht. Nur wenn du ein Leben in Dankbarkeit im Einklang mit deinen Werten führst, wirst du vollends glücklich sein.

Wenn du deine persönlichen Werte nicht kennst, tue Folgendes: Frage dich, was dein Lebensmotto ist. Was ist dir wichtig in deinem Leben und was sind die Dinge, die dich glücklich machen? Wie sieht das Leben deiner Träume aus? Gibt es Eigenschaften an dir, die du ändern willst? Was bewunderst du bei anderen Menschen besonders und welche deiner Eigenschaften sind dir besonders wichtig? Bist du ein Grübler oder hast du Ängste, die dich aufhalten? Was kann dich richtig wütend machen? Was kannst du nicht verzeihen? Worauf möchtest du niemals verzichten müssen?

Schreib dir zu all diesen Fragen etwas auf. Ergänze, wenn nötig, auch meine obige Aufzählung, wenn sie für dich vielleicht nicht vollständig scheint, mit weiteren Fragen.

Erstelle im nächsten Schritt eine Tabelle mit zwei Spalten. In die eine Spalte schreibst du alle Werte auf, die du durch die obigen Fragen herausgefunden hast. In die zweite Spalte notierst du alle »Anti-Werte«, also Eigenschaften, mit denen du etwas Negatives assoziierst. Zieh daraus die zehn wichtigsten Werte für dich heraus und vielleicht fünf oder zehn Anti-Werte, die dich im Leben aufhalten. Um wirklich deine zehn wichtigsten Werte herauszufinden, notiere dir hinter jedem Wert und Anti-Wert, der dir wichtig erscheint, was du damit in Verbindung bringst. Das kann zum Beispiel Folgendes sein:

- Ehrgeiz – ich ziehe die Dinge durch, die ich mir in den Kopf setze.
- Neid – die Welt steckt voller Möglichkeiten, diesen Anti-Wert kann ich links liegen lassen.

Setz dich ab sofort am besten täglich mit deinen Werten und Anti-Werten auseinander und hinterfrage auch täglich, was dahintersteckt.

Ich verspreche dir: In einigen Wochen wirst du in deinem Leben einen Wandel erleben, denn die Superkraft der Dankbarkeit wird dich wertschätzen lassen, was du alles im Leben hast. Dankbarkeit wird dein Motivator auf dem Weg zum Ziel sein, wird zum nötigen Biss und Durchhaltevermögen führen. Dankbarkeit wird dich in Geduld lehren, den Stress aus deinem Leben rausnehmen, dich belastbarer machen und zu einem echten Macher werden lassen.

41 DU STREBST NACH PERFEKTION

»Perfektion ist der Feind des Guten!«

Dieser Satz geht mir durch den Kopf, als mein Klient erzählt, dass er vor lauter Frust jetzt alles hinwerfen will. Und das nur, weil er innerhalb von zwei Wochen sein planmäßiges Training dreimal hat ausfallen lassen und seine Ernährungsstrategie diese Woche zweimal »völlig aus dem Ruder gelaufen« ist.

Ich sage ihm, dass es wichtig ist, Dinnerpartys und Urlaubsbuffets zu genießen, um eine Ernährungsstrategie auch langfristig durchzuhalten, genauso wie sich auch das Training natürlich dem Alltag anpassen muss. Er akzeptiert mein Argument nicht, denn er ist ein echter Perfektionist.

Aber will man wirklich gleich alles hinwerfen, wenn es mal nicht zu 100 Prozent nach Plan läuft? Denn im Grunde wird es das nie.

Hierzu passt ein Zitat von Leonardo da Vinci, der sagte: »Einfachheit ist die höchste Form der Raffinesse.«

Die perfekte Lösung ist oft sehr komplex und führt in vielen Fällen nicht zum Erfolg, sondern eher zum Gegenteil. Wenn du bei deiner Strategie eine Übersichtskarte benötigst, weil du den Wald vor lauter Bäumen nicht mehr siehst, ist es zu spät. Vereinfachung ist hier das Zauberwort. Mehr Erfolge durch weniger Maßnahmen und geringeren Aufwand!

Wenn du zu verbissen an deine Ernährung rangehst und alles perfekt machen willst, werden dich Verbote und Restriktionen aus der

Bahn werfen. Deine Ernährung wird dann von unregelmäßigen und unkontrolliert großen Mahlzeiten und Heißhungerattacken bestimmt. Wenn du alles perfekt machen willst, kannst du vielleicht nicht mehr intuitiv vorgehen und nicht mehr auf die Signale deines Körpers vertrauen.

Perfektion als Anspruch ist für einen ambitionierten Hobbysportler fast immer eine Sackgasse und führt zu einer hohen Kapitulationsrate. Deine Motivation wird immer zum Erliegen kommen, wenn es nicht nach Plan läuft.

Wie sollte es stattdessen laufen? Mach dir bewusst, wo du standest, bevor du dich für den gesunden Lifestyle entschieden hast. Was hast du seither schon alles erreicht mit einer anfangs sicherlich keinesfalls perfekten Lösung?

Ich glaube, dass viele Menschen in der heutigen Zeit mit einer 80-prozentigen Bestform glücklich wären, denn Perfektion ist fast nie zu erreichen und wenn doch, dann zu einem sehr hohen Preis. Und wer bestimmt überhaupt, was perfekt ist? Nur wir selbst, wenn wir uns nicht von Vorbildern oder den Medien etwas diktieren lassen.

> Das gute Ergebnis bringt dich in allen Fällen weiter!

Auch ich brauchte eine Weile, um das zu erkennen. Heute sage ich: Wenn das 80-prozentige Erreichen meines Ziels nur ein Fünftel des Zeitaufwands im Training erfordert, dann entscheide ich mich für diese Lösung.

Wie schon in den vorangegangenen Kapiteln ausgeführt: Du darfst ruhig mal ein paar Übungen deines Trainingsplans weglassen, wenn dir einfach nicht danach ist, genauso wie du dir am Abend mal eine Portion Chips oder das Stück Schokolade gönnen kannst. Dadurch fühlt sich dein Leben weiterhin normal an und es fällt dir leichter, dauerhaft dranzubleiben.

Egal ob im Beruf, im Alltag oder im Sport: Manchmal besteht der perfekte Weg darin, eben nicht den perfekten Weg zu gehen, sondern mit kleinen Abstrichen zum Ziel zu kommen.

Was sich dann wie der Trostpreis anhört, ist in Wahrheit die Eintrittskarte zu einem Leben mit durchgängigen Erfolgen.

Die meisten Menschen scheitern, wenn sie »All-In« gehen wollen und sich von jetzt auf gleich alles verwehren und strikte Regeln einhalten müssen. Ich selber halte es seit dem Ende meiner Wettkampflaufbahn deshalb so: Ich ernähre mich intuitiv und frei von Zwängen und gönne mir die eine oder andere Leckerei. An manchen Tagen trainiere ich mehr, als ich geplant habe, an anderen vielleicht etwas weniger. Es kann auch mal ein Training verschoben werden, weil ein Geburtstag oder ein spontaner Familienausflug ansteht. Ich habe meine Ziele, Prinzipien, festen Routinen und Grundsätze, an die ich mich halte, die ich aber auch direkt wieder aufnehmen kann und will, wenn ich das eine oder andere heute mal nicht gemacht habe.

Und ich lebe in meinem Wunschkörper mit schätzungsweise 80-prozentiger Bestform. Dafür betreibe ich aber auch nur etwa ein Fünftel des Aufwands, den ich aufwenden müsste, um perfekte 100 Prozent zu erreichen. Wie klingt das?

Dieses Prinzip erkannte vor über einem Jahrhundert auch der italienische Ökonom Vilfredo Pareto. Das Pareto-Prinzip besagt, dass für ein 80-prozentiges Ergebnis ein Aufwand von nur 20 Prozent erforderlich ist, während ein 100-prozentiges Ergebnis nur mit dem fünffachen Aufwand zu erreichen wäre. Sprich: Die letzten 20 Prozent erfordern viermal so viel Arbeit wie die ersten 80.

Das Pareto-Prinzip lässt sich natürlich auf alles anwenden, nicht nur auf Fitness. Lass nun also dieses Gesetz für dich arbeiten und konzentriere dich immer auf genau die Aktivitäten, die 80 Prozent Ergebnis mit lediglich 20 Prozent Aufwand erzielen!

Ernähre dich zu 80 oder 90 Prozent nach deiner perfekten und planmäßigen Strategie und gönne dir hier und da etwas. Sei im Training genauso intuitiv und gestehe dir zu, dass das Training auch mal nicht so intensiv, so lang, so umfangreich oder so schwer wie sonst ist. Wenn du dich heute überhaupt nicht aufraffen kannst, aber die letzten Monate keinen einzigen Tag geschwänzt hast, dann darfst du dir guten Gewissens einen zusätzlichen trainingsfreien Tag gönnen. Und sei auch in anderen Bereichen deines Lebens nicht zu streng mit dir, sondern geh sanft und gnädig über gelegentliche Fehltritte hinweg, wie mit einem guten Freund. Dann führst du ein Leben, das du in vollen Zügen genießen kannst und solltest und bei dem dich kleine Ausrutscher nicht gleich aus der Bahn werfen! Denn was nutzen dir beste Gesundheit, Topfitness und ein Traumkörper, wenn du dich an keiner Party und keinem herrlichen Buffet im Urlaub mehr erfreuen kannst, weil du dich ständig reglementierst?

42 DU FORMULIERST DEINE ZIELE NICHT RICHTIG

Ich bin im Laufe meines Lebens immer wieder über eine Erkenntnis gestolpert, die sich als Naturgesetz herausgestellt hat: Menschen, die Ziele haben, führen ein erfüllteres, glücklicheres und erfolgreicheres Leben. Und bei der Gesundheit trifft dies ganz besonders zu. Das Fatale ist: Menschen glauben schon, dass sie Ziele hätten, wenn sie ganz pauschal sagen, dass sie ihre Fitness verbessern, etwas abnehmen oder Fett verlieren möchten. Aber wie lässt sich Fitness messen? Oder kennen diese Menschen tatsächlich immer ihr Startgewicht oder ihren Fettanteil?

Wenn du dich in deinem Fitnessstudio umsiehst, werden dir Menschen auffallen, die wild trainieren, ziellos umherirren und nichts weiter erreichen, als Zeit zu vergeuden und sich zu beklagen, dass sie nicht weiterkommen. Denn sie haben die Planung nicht zu Ende gedacht und bereits den ersten Punkt übersprungen, nämlich echte Ziele zu definieren.

Du aber wirst diesen Fehler nicht begehen, denn ich gebe dir jetzt meine Praxisformeln an die Hand, die dich deine Ziele messerscharf definieren und umsetzen lassen.

Ich empfehle zwei Methoden, die einzeln sehr gut sind, aber erst in Kombination ihre volle Wirkung entfalten. Ich spreche von der SMART-Formel und der WOOP-Methode.

SMART ist ein Akronym und steht für »spezifisch«, »messbar,« »attraktiv«, »realistisch« und »terminiert«. Dies ist eine Formel, mit der du deine Ziele bestimmen kannst. Also, nehmen wir an, du willst ein Ziel erreichen, schreibst dir das Ziel direkt auf und definierst es mit der SMART-Formel, was dann so aussehen könnte:

Innerhalb der nächsten 90 Tage (terminiert) werde ich fünf Kilogramm Fett verlieren und somit mein Gewicht auf 60 Kilogramm und meinen Körperfettanteil auf 21 Prozent reduzieren (messbar), um am Strand im Bikini eine Figur zu haben, um die mich alle beneiden (attraktiv). Dazu absolviere ich dreimal die Woche intensives Krafttraining und halte meine Ernährungsstrategie punktgenau ein (spezifisch), um monatlich 1,5 Kilogramm Fett zu verlieren (realistisch).

Die SMART-Formel hat allerdings in den letzten Jahren etwas an Popularität verloren, weil sie eher langweilig anmutet, sich schnell abnutzt und für die Umsetzung in der Praxis meist zu oberflächlich bleibt. Und genau an dem Punkt kommt die WOOP-Methode ins Spiel, denn sie knüpft nahtlos daran an und unterstützt dich an genau dem Punkt: der Umsetzung in der Praxis.

WOOP ist natürlich ebenfalls ein Akronym und steht für »wish«, »outcome«, »obstacle« und »plan« – Wunsch, Ergebnis, Hindernis und Plan. Du hast ja schon gelernt, dass dich Routinen von den meisten deiner Ziele abhalten. Routinen zu verändern, ist die große Stärke von WOOP.

So gut ein nach der SMART-Formel formuliertes Ziel auch klingt und so genau du es dir skizzierst: Es wird dich dennoch Willenskraft kosten, am Ball zu bleiben. Eine Ernährungsstrategie zur Gewichts- und Körperfettreduktion beizubehalten, ist eben nicht einfach, sonst könnte es ja jeder. Aus diesem Grund solltest du jetzt mit Köpfchen die WOOP-Methode für dich arbeiten lassen.

Dein Wunsch ist es, deine auf 90 Tage festgelegten Messwerte zu erreichen. Und das Ergebnis, mit deinem attraktiven Körper im Bikini eine tolle Figur zu machen.

Das zweite O in WOOP steht für Obstacle, also dein Hindernis. Jetzt solltest du alle Punkte notieren, die dich am Erreichen deines Ziels scheitern lassen könnten. Du kannst dein Scheitern auch visualisieren, also dir bildlich eine Szene dazu vorstellen und damit die Hindernisse dahinter besser verstehen.

Frage dich also, was dazu führen kann, dass du innerhalb der kommenden 90 Tage dein Ziel nicht erreichst. Vielleicht deine Unlust, dreimal die Woche zu trainieren, oder das Gemüse, das du nach einigen Tagen nicht mehr sehen kannst. Was auch immer es ist: Schreib es auf. Nimm dann die eine Sache, die die größte Macht besitzt, dich von deinem Ziel abzuhalten, und überwinde dieses Hindernis mit dem P der WOOP-Methode, dem Plan.

Diesen Plan setzt du mit der Ursache-Wirkung-Psychologie um und hebelst damit nicht nur schlechte Gewohnheiten aus, sondern bringst dein Denken immer ins Hier und Jetzt.

Lass uns dazu ein simples Beispiel betrachten:

WENN ich heute nicht zum Training gehe und stattdessen lieber auf der Couch bleibe, DANN mache ich 100 Liegestütze und packe jetzt meine Tasche für einen außerplanmäßigen Trainingstag morgen. 100 Liegestütze sind vielleicht unangenehm genug, um doch im Hier und Jetzt genau das zu tun, was du tun solltest, um deine Ziele zu erreichen und nicht die Ausrede vorzuschieben. Ansonsten hast du morgen noch die Chance.

Oder: Immer, WENN ich die Schokolade esse, obwohl ich mich doch an meine Ernährung halten will, DANN trinke ich vorher ein großes Glas Wasser. So einfach ist es.

Wenn du dir mit einer Kombination dieser beiden Methoden künftig Ziele setzt, lebst du schon bald deine Träume, denn du kannst mit ihnen alles erreichen und sie auf alles im Leben anwenden. Viel Spaß!

43 DU HAST KEINEN FÜNFJAHRESPLAN

»Ich lebe im Hier und Jetzt. Gestern ist Vergangenheit und die Zukunft interessiert mich heute noch nicht. Das macht das Leben leichter!«

Dieser Spruch hat mich als Teenager unglaublich inspiriert. Aber im Grunde ist er ein Fehler. Heute weiß ich es besser! Menschen, die mit dieser Einstellung ihr Leben bestreiten, treiben wie ein Boot ohne Steuermann auf dem großen Ozean des Lebens, ohne jemals irgendwo anzukommen.

Ich habe damals in den Tag hineingelebt, am Abend vor der Klausur zu lernen begonnen und kam prima über die Runden, denn ich hatte keine Sorgen, Ängste oder Zweifel. Aber ich habe auch nichts erreicht und dabei nicht einmal gemerkt, dass ich auf der Stelle stand. Bis der Sport mein Leben veränderte.

Viele Anfänger machen den Fehler und fangen einfach ohne Plan mit dem Training an. Ohne eine Idee von ihrem Ziel zu haben und ohne eine Vision davon, was mit dem Erreichen ihres Ziels in ihrem Leben anders wird, was sich verändert, wie sie als Menschen sein werden, wenn sie ihren Traum vom Wunschkörper erreicht haben.

Wenn du ein wirklich großartiges Leben führen und deine Ziele erreichen willst, dann benötigst du einen Plan. Einen Plan, der eine größere Zeitspanne abdeckt. Wenn du Großes leisten willst, brauchst du einen Fünfjahresplan.

Wenn du blind losläufst, passiert nichts. Du fällst hin, stehst vielleicht noch einige Male auf, aber irgendwann wirst du aufgeben. Es sei denn, du hast einen Plan, der alle Unwegsamkeiten berücksichtigt, der dir aufzeigt, dass es Umwege gibt, die du eventuell gehen musst. Einen Plan, der mit berücksichtigt, dass Ziele nicht linear erreicht werden.

Fünf Jahre sind meiner Meinung nach ein guter Zeitrahmen, um dich zu transformieren. Ob es dann tatsächlich fünf, sechs oder zehn Jahre werden, ist aber nicht entscheidend. Wirklich wichtig ist, dass du eine Vorstellung von dir in deiner Version 2.0 hast, eine Vision, wie du in fünf Jahren aussiehst, wie stark und gesund du bist oder was du bis dahin alles erreicht hast. Diese Vision beinhaltet dann auch schon eine Idee von deiner Strategie und dem Weg, den du gehen wirst, um diese Ziele zu erreichen.

Du solltest diesen Plan schriftlich festlegen, denn dann setzt du dich tatsächlich hin und denkst darüber nach. Du machst dir sozusagen mit Stift und Papier klar, wer du in fünf Jahren sein wirst.

Seit etwa 2004 mache ich für drei Lebensbereiche Fünfjahrespläne: für meine Gesundheit und Fitness, meine Persönlichkeitsentwicklung und mein Business. Zusätzlich breche ich die Planung noch auf Jahres-, Monats- und sogar Wochenziele herunter.

Wenn es dir in erster Linie um die Wunschfigur und deine Fitness und Gesundheit geht, solltest du deine Fünfjahresplanung erst einmal für diesen Bereich festlegen. Dein Fünfjahresziel, beispielsweise die Wunschfigur, könnte zudem mit einem bestimmten Gewicht, Körperfettanteil oder mit bestimmten Trainingskraftwerten zusammenhängen.

Wichtig war für mich, diese Planung immer mit visuellen Reizen zu versehen und mit Bildern zu arbeiten. Bei der Planung vor fast über 20 Jahren vor meinem Durchbruch als erfolgreicher Wettkampfathlet hatte ich mir das Ziel gesetzt, die Statur von Frank Zane, einem sehr bekannten Bodybuilder, zu entwickeln. Das schien mir damals realistisch. Obwohl ich sein Wettkampfgewicht erzielen konnte, konnte ich seine Statur allerdings nur teilweise erreichen. Dennoch war dieses Ziel für mich immer greifbar und möglich.

Wichtig ist, dass du bei deinem Fünfjahresplan nach den Sternen greifst und dir gleichzeitig klarmachst, was du innerhalb einer solchen Zeit tatsächlich leisten kannst. Hierbei sind, wie schon im letzten Kapitel angesprochen, immer auch handlungsorientierte Ziele wichtig. Beispielsweise könntest du als Monatsziel festlegen, vier High-Performance-Tage pro Monat zu schaffen. So nenne ich die perfekten Tage, an denen alles sitzt – perfekter Schlaf, über 10000 Schritte, ein gutes Training und so weiter. Du könntest dir vornehmen, einen solchen Tag einmal pro Woche anzustreben, und das mit fortschreitendem Erfolg auf zwei oder mehr High-Performance-Tage pro Woche steigern.

Entscheidend ist, dass du dir jeden Monat diese Zielplanung vornimmst, deine erreichten Ziele abhakst und nachjustierst. Dein Fünfjahresplan ist nämlich dein Wegweiser, deine Straßenkarte auf dem Weg zum Ziel, mit der du ständig und dauerhaft arbeiten kannst und auch solltest.

Mit ihr gelang es mir auch, 2001 die WM der World Fitness Federation zu gewinnen, die als mein Jahresziel festgelegt war. Und als ich 2002 die Universum verlor, musste ich, was meine langfristige Planung betraf, entsprechend nachjustieren. Fortschritt ist nämlich immer messbar, wenn du klug bist und deine Handlungen in die Zielsetzung mit einbeziehst!

Das Großartige ist, dass du dich, wenn du deine erste Fünf-Jahres-Planung entwickelt hast, mit dir, deinen Zielen und den Möglichkeiten, die sich dir bieten, auseinandersetzt.

44 DU HAST DIE FALSCHEN VORBILDER

Würdest du dir zutrauen, an einem Formel-1-Rennen teilzunehmen, nur weil du in der Freizeit einen Sportwagen fährst? Oder denkst du, nur weil du damals beim Abiball die Musik aufgelegt hast, du wärst auf dem gleichen Level wie David Guetta? Sicher nicht, oder?

Die Frage ist durchaus ernst gemeint, denn nirgendwo überschätzen Menschen so sehr ihre eigenen Fähigkeiten wie im Fitnesssport. Und in keinem anderen Bereich, finde ich, haben Menschen so viele Vorbilder, die sich so sehr von ihnen selbst unterscheiden.

An dieser Stelle bin ich selbst mal wieder das beste Beispiel. Als ich als 15-Jähriger mit dem Bodybuilding anfing, wollte ich die schlanke Linie eines Flex Wheeler, dazu die Muskelmasse von Dorian Yates und Proportionen wie Arnold Schwarzenegger. Aber mein damaliges Ziel und meine Vorbilder dazu waren Hirngespinste – bei meinem zierlichen Körperbau und einer Größe von 1,70 Metern einfach nicht umsetzbar.

Diesen begnadeten und talentierten Vollzeitathleten als junger Sportler nachzueifern, war großartig. Immerhin lebten sie alle das Leben meiner Träume und teilten auch meine Leidenschaft für diesen wunderbaren Sport. Aber die Frustration ist groß, wenn du nach drei Trainingsjahren weißt, dass Arnold in ebendieser Zeitspanne schon eine kleine Berühmtheit gewesen ist und nach sechs Jahren schon Mister Universum. Ich selbst war nie Mister Universum, aber nach sechs Jahren ebenfalls das erste Mal international erfolgreich, als ich mit 21 Jahren Juniorenweltmeister wurde.

Der größte Fehler, den viele Menschen begehen: Sie machen sich zum Abziehbild ihres Vorbilds, indem sie ihm oder ihr Schritt für Schritt nachzueifern versuchen. Bis sie scheitern und an sich selbst zweifeln oder sogar aufgeben. Social Media machen es uns heute leichter als je zuvor, das Leben unserer Vorbilder zu verfolgen und ihnen nachzueifern. Meine damaligen Vorbilder waren Berufsbodybuilder, die alle eine ideale Genetik und viele Jahre Trainingserfahrung mitbrachten.

Aber jeder Mensch ist nun mal anders. Meine Vorbilder waren allesamt figürlich völlig anders aufgestellt als ich selbst. Ich hätte also nur scheitern können, wenn ich diese Tatsache nicht frühzeitig erkannt hätte.

Außerdem siehst du immer nur einen Ausschnitt, auch wenn ich selbst die Ernährungspläne, Trainingspläne und Werte meiner Vorbilder vor Augen hatte und mich immer fragte, wie XY jetzt mit dieser Situation umgehen würde. Glaubst du, die Fitnessikonen in den Social Media wären immer in Form oder immer maximal motiviert, wären immer perfekt und würden keine Fehler machen?

Vorbilder können sowohl ein Katalysator sein als auch eine echte Motivationsbremse.

Wir sind alle nur Menschen und jeder Mensch ist völlig individuell. Meine Vorbilder brachten in Wettkampfform alle ein ähnliches Gewicht auf die Waage, aber jeder Einzelne hatte einen völlig anderen Körperbau. Und auch ich hätte selbst mit über 100 Kilo Wettkampfgewicht auf einer Bühne in Las Vegas oder New York völlig anders ausgesehen als sie.

Aber in meinen Anfängen war ich unerfahren und überzeugt davon, mit dem Trainingsplan eines Berufssportlers großen Erfolg erzielen zu können. Die Wahrheit ist aber: Ich hätte einen solchen Plan keinesfalls durchstehen können, das war in meiner damaligen Lebenssituation einfach nicht realisierbar.

Übrigens schießen nicht nur Männer am Ziel vorbei. Auch Frauen sind oft enttäuscht, wenn sie nach vielen harten Monaten oder gar Jahren immer noch nicht die Form, Struktur und Figur ihrer Ikonen haben.

Vorbilder können uns beweisen, dass das Unmögliche doch möglich ist. Sie können uns vor Augen halten, dass es sich immer lohnt, am Ziel festzuhalten. Und sie können uns Lösungswege aufzeigen, die wir ohne sie nicht erkannt hätten. Aber sie können uns auch frustrieren, wenn wir eben nicht ihre Höhen erreichen. Neben ihnen sehen wir vielleicht ein Leben lang klein aus. Sie wirken auf uns perfekt, obwohl sie es natürlich genauso wenig sind wie wir.

Wenn wir unseren Vorbildern bis ins Letzte nacheifern, verlieren wir uns selbst, verlieren wir unsere eigene Persönlichkeit und unsere Stärken aus den Augen und werden uns auch nie so entfalten, wie wir könnten. Darum solltest du dir zwar hohe Ziele setzen, aber diese sollten im Bereich des Möglichen liegen. Versteh mich nicht falsch: Es ist toll, ein Vorbild zu haben, dem man nacheifert, wenn man sich einzelne Aspekte rauspickt und sich nicht unbewusst zu einer Kopie macht. Es kann nicht gut gehen, wenn du dich als berufstätige Mutter in einer Führungsposition, als selbstständiger Papa oder als Studentin, die eine große Karriere anstrebt, mit einer Berufssportlerin auf Instagram oder mit den Fitnessmagazin-Models vergleichst. Dabei kannst du nur verlieren, denn diese Menschen gehen nicht acht Stunden in die Uni, versorgen 24 Stunden am Tag ihre Kids oder haben eine Firma zu leiten. Ihr Beruf ist der Sport, ihre Aufgabe ist es, täglich ihren Körper zu trainieren, ihr Level zu halten und bestenfalls zu verbessern. Fitness ist ihr Beruf.

Als ich das endlich erkannte, war ich bereit für meine großen »eigenen« Ziele. Ich habe mir die Magazine mit den Profibodybuildern angeschaut, aber die nötige Distanz behalten, bis ich dann selbst dieses Leben führte. Ich habe gelernt, mich Tag für Tag mit mir selbst zu messen und zu erkennen, in welchem Maße ich mich wirklich entwickeln kann.

Ich habe mir bei meinen Vorbildern das rausgepickt, was zu mir persönlich passte – mal eine Weisheit, mal eine Übung, die für mich große Verbesserungen brachte. Wichtig war, meine eigenen Stärken zu erkennen und auszubauen, mich selbst als Vorbild wahrzunehmen, das Tag für Tag mit Entschlossenheit und Willenskraft auf sein Ziel hinarbeitet.

Hast du die falschen Vorbilder und willst du wie die Fitness-Influencerinnen oder die Profis mit weit über 100 Kilo Wettkampfgewicht aussehen, mach dir bewusst, dass das, was du als Fitness bezeichnest, deren Beruf ist. Spar dir Frustration und die Kapitulation und lass dich nicht blenden. Bleib bei dir selbst, sei dein eigenes Vorbild und miss dich täglich mit dir selbst statt mit Profisportlern. Picke dir einzelne Begabungen oder Meisterleistungen deiner Vorbilder heraus, aber versuch nicht, sie in allem nachzuahmen.

Ein Mentor aus dem richtigen Leben ist oft viel besser als eine unnahbare Persönlichkeit aus dem Netz oder den Magazinen. Such dir daher besser Vorbilder in deinem Umfeld, aus dem Kreis deiner Familie, deiner Freunde, deiner Vorgesetzten oder deiner Personal Trainer.

ALLTAG

»Fitness endet nicht dann,
wenn du die Hantel ablegst«.

Ein kluger Freund

Der Freund, der diesen Satz zu mir sagte, hatte absolut recht.

Denn selbst bei drei Stunden eisenharten Trainings pro Woche kannst du in den verbleibenden 165 Stunden einer jeden Woche den Trainingserfolg zunichtemachen. Weil ich das weiß, lege ich als Coach einen sehr großen Fokus auf den Alltag meiner Klienten.

Jeder Mensch hat die gleichen Chancen auf große Erfolge, denn jeder Mensch hat die gleiche Anzahl an Stunden pro Woche zur Verfügung. Nichts im Leben ist so fair verteilt wie die Zeit, die jedem Menschen gleichermaßen zur Verfügung steht und die er oder sie nutzen oder vergeuden kann. Das bedeutet, dass ein erfolgreicher Mensch seine Planungen immer abhängig von seiner Lebenssituation machen sollte, und dass du, gerade am Anfang, das größte Augenmerk auf deinen Alltag richten solltest.

Der Alltag spielt im Leben eines Fitnesssportlers eine große Rolle. Selbst für einen Berufssportler ist das tägliche Leben ein Minenfeld. In diesem Kapitel werde ich die größten Fehlerquellen aufzeigen, die dir im Alltag begegnen können und auch begegnen werden, damit du sie umgehen und vermeiden kannst.

Denn bedenke: Wenn du deinen Alltag mit seinen 168 Wochenstunden im Griff hast, bist du ein gutes Stück näher am Ziel!

45 DU NUTZT DIE WERBEPAUSE NICHT

Wie hoch, denkst du, ist der tägliche Fernsehkonsum in Deutschland?

Du wirst es kaum glauben, aber die Menschen in Deutschland sehen im Schnitt täglich 211 Minuten lang fern. In diesen dreieinhalb Stunden befinden wir uns im Stand-by-Modus und agieren wie ferngesteuert. Könnte es sein, dass uns fernsehen schadet oder uns sogar von unseren Fitnesszielen abhält?

»Zu viel Fernsehen macht dumm, fett und krank.«

Diese etwas zu verallgemeinernde Aussage ist ein Glaubenssatz aus meiner Kindheit, mit der ein damaliger Lehrer meinen Fernsehkonsum kommentierte. Ich war als Kind und noch als Teenager, bis ich mit dem Fitnesssport begann, ein echter Fernsehfreak und saß mindestens vier Stunden am Tag vor der Glotze. Ich merkte aber dann irgendwann, wie sich lange fernzusehen auf meine Gesundheit, meine Trainingsleistung und selbst auf meine Ernährung auswirkte. Hatte ich nämlich viele Stunden und bis lange in die Nacht vor dem Fernseher gesessen, war ich beim Training nicht nur müde, sondern hatte auch weniger Lust darauf. War mein Fernsehkonsum gering, lief am nächsten Tag hingegen alles wie geschmiert.

Wo lag das Problem? Damals wäre es mir nicht in den Sinn gekommen, weiter darüber nachzudenken, heute aber gibt es unzählige Studien über die Nachteile hohen Fernsehkonsums. So behaupten australische Wissenschaftler, dass uns jede Stunde TV einem frühzeitigen Tod näher bringt. Denn wer viel fernsieht, bewegt sich weniger und verbrennt demnach auch weniger Kalorien. Dazu kommt, dass Fernsehen auch dumm macht, wenn man sich nicht gerade wissenschaftliche Sendungen anschaut oder all seine englischsprachigen Serien im Original mit Untertitel genießt, um seine Sprachkenntnisse zu verbessern. Mit dem Einzug der Privatsender und den ständigen Werbeunterbrechungen tauchte eine weitere Gefahr für die Gesundheit auf: Amerikanische Wissenschaftler fanden heraus, dass Kinder, die ständig Werbung schauten, einen höheren BMI aufwiesen als Kinder, die die neuesten Superbonbons und Schokoladensünden nicht kannten.

Und wie schon oft gesagt: Sitzen ist das neue Rauchen und bringt Krankheiten und verminderte Lebensqualität mit sich. Rechne zu den vier Stunden durchschnittlichem Fernsehkonsum die acht, zehn, oder auch zwölf Stunden Büro dazu und du weißt genau, wo deine Rückenschmerzen oder die überflüssigen Pfunde herkommen.

Ich habe jedoch zahlreiche Klienten, die auch vor dem Fernseher aktiv sind. Es gibt eben immer auch Elemente, die im Training zu kurz kommen und die man sich als Routine für den Alltag vornimmt. Wieso also nicht direkt vor dem Fernseher die Blackroll benutzen oder das langwierige Ausdauertraining auf dem Fahrrad oder dem Laufband während des Films absolvieren?

Geht man davon aus, dass vielleicht alle 30 Minuten eine fünfminütige Pause einen Film unterbricht, erlebt man in durchschnittlich knapp vier Stunden täglichen Fernsehkonsums also schon acht Pausen.

Die kannst du sehr aktiv gestalten und, sobald die Pause beginnt, ebenfalls mit einer Übung beginnen, die du während der kompletten Pause durchziehst. Auf diese Weise konzentrierst du dich auch weniger auf die Werbung und die ganzen ungesunden Produkte.

Einer meiner Klienten macht während der Werbepause einen Satz Kniebeugen und schafft in fünf Minuten locker 50 Wiederholungen. Noch spannender wird eine Fünf-Minuten-Serie mit Kettlebell-Übungen, bei denen du auch sehr aktiv deinen Rücken für die nächsten 30 Minuten Sitzen stark machst.

Auf der Stelle laufen, Dehnübungen, das Treppenhaus rauf und runter, Liegestütze und Ausfallschritte mithilfe der Couch – es gibt viele Möglichkeiten, auch in der Werbepause aktiv zu werden. Rechne mal die gesamten aktiven Minuten während der Woche alleine nur für die Werbepausen zusammen! So kannst du auch ohne Fitnessstudio topfit und schlank werden, wenn du das mal eine Weile machst.

Es ist aber nicht immer leicht. Wenn du einmal gemütlich auf der Couch sitzt, kann es schwer sein, die nötige Motivation für Bewegung aufzubringen. Vor allem dann, wenn du deine Lieblingsfilme immer mit Chips, Cola und Süßkram bewaffnet schaust. Nicht nur, dass dein Gehirn auf das Licht aus der Flimmerkiste wie im Stand-by reagiert, sondern diese Berieselung lässt dich auch die Zeit vergessen und die Tüte Chips ist vielleicht schon leer, bevor der Film überhaupt beginnt.

Auch das kannst du umgehen, indem du dir für den Fernsehabend beispielsweise Portionen fertig machst, die du dir im Vorfeld ausrechnest und nicht mehr auffüllen darfst. Dann kannst du dich in aller Ruhe auf den Film konzentrieren. Wenn dazu immer eine große Flasche Wasser bereitsteht und du fleißig trinkst, wirst du ohnehin weniger Lust auf Snacks verspüren.

Noch klüger wäre aber, die Chips gegen Rohkost zu tauschen. Frisch geschnittene Karotten, Gurken, Tomaten. Dazu ein paar ungesalzene Reiswaffeln und ein Proteinshake, und die Figur ist sicher!

Ich gehe jetzt mal davon aus, dass du ohnehin bereits sportlich aktiv bist und noch aktiver werden willst. Oder aber auch einen verantwortungsvollen Beruf ausübst und überhaupt keine vier Stunden pro Tag fernsiehst. Der Aufwand bei zwei Stunden Fernsehen pro Tag ist natürlich auch nur halb so groß.

Und ist dir der ganze Sport und das Rohkostknabbern rund um deine Lieblingsserie oder den aktuellen Hollywood-Blockbuster dann immer noch zu mühselig, lass die Kiste einfach aus, zieh dein Training durch oder lies mal wieder ein Buch.

46 DU HAST KEINEN TRAININGS-BUDDY

»Nächstes Mal mache ich dich richtig platt, du Schlaffi!«

Die Drohung meines Trainingspartners nehme ich mit einem Schmunzeln hin und antworte prompt: »Das wollen wir mal sehen, Möchtegern!«

Mittlerweile weiß ich, dass wir beide alle Hebel in Bewegung setzen, um die Nase vorne zu haben und besser zu sein als der andere. Den Satz Kniebeugen, um den es vor unserem anstachelnden Wortwechsel ging, schloss er mit nur noch 10 Kilo weniger als ich ab. Vor einigen Wochen bewegten wir beide noch über 30 Kilo weniger bei der Königin aller Beinübungen. Die Challenge, die wir uns dann gegenseitig stellten, übertraf alle Erwartungen und setzte Energiereserven frei, mit denen wohl keiner von uns beiden gerechnet hatte.

Wenn du nie erlebt hast, wie dich das Training mit einem Leidensgenossen motiviert, dann hast du dein Potenzial niemals wirklich völlig ausgeschöpft. Denn Leidensgenossen waren wir, wir wollten beide endlich aus unseren Klamotten für schmächtige Kerlchen herauswachsen und Muskeln aufbauen.

Das Klügste, was du tun kannst, wenn du an deiner Figur arbeiten, endlich das lästige Fett loswerden oder beeindruckende Muskeln aufbauen möchtest? Finde Gleichgesinnte!

Die Vorteile liegen klar auf der Hand: Ihr geht beide in die gleiche Richtung, ihr teilt euer Leid, aber auch die Erfolge. Wenn du einen schlechten Tag hast, muntert dein Buddy dich auf und motiviert dich weiterzumachen. Zusammen könnt ihr nicht nur sicherer und schwerer, sondern viel intensiver und abwechslungsreicher trainieren. Das motiviert, weil sich die Fortschritte viel schneller einstellen werden.

Suche dir jemanden, der ein Stückchen näher am Ziel ist, als du selbst es bist.

Ich habe in meinem Leben sehr oft und sehr viel mit Trainings-Buddys trainiert, die meist etwas schwächer, unerfahrener und nicht so weit fortgeschritten waren wie ich. Das soll nicht überheblich klingen, aber ich machte eine ungewöhnliche Beobachtung: Sie entwickelten sich im Verhältnis immer schneller als ich! Die Zahlen bewiesen es wieder und wieder: Nach vier oder acht Wochen waren ihre Fortschritte, gemessen an meinen eigenen, immer deutlich größer.

Und dann habe ich versucht, mit Sportlern zu trainieren, die in allen Bereichen des Trainings besser waren als ich. Und siehe da: Es funktionierte auch bei mir! Damit kommen wir zu einem Aspekt, den viele Sportler unterschätzen: Der Mensch möchte sich mit anderen messen, und dieser Konkurrenzkampf setzt Energien frei wie nichts anderes.

Schon als Kinder haben wir uns mit anderen gemessen und jeder erinnert sich an das erhebende Gefühl, wenn man etwas gewann oder zumindest gegen einen scheinbar Besseren NICHT verlor.

Wenn es dir also wichtig ist, Fortschritte zu machen, und du deine sportlichen Ziele ernst nimmst, dann such dir einen Buddy, mit dem du einen Teil des Weges gehst. Und zwar im Idealfall jemanden, der dir voraus ist!

Und willst du jemandem dabei helfen, an seiner Gesundheit, der Fitness oder den Figurzielen zu arbeiten? Dann fordere ihn im Wettkampf heraus und schlage ihn. Verlieren mobilisiert nämlich viel mehr Energie als Gewinnen.

Das haben auch die Entwickler von Videospielen herausgefunden und »Soulslike- Spiele entworfen, die so verdammt schwer sind, dass die Spieler anfangs ständig scheitern und der virtuelle Held vor dem ersten Triumph tausend Bildschirmtode stirbt. Hat der Spieler aber erst einmal Lunte gerochen, wird das Spiel zum Selbstläufer und die Spieler werden so gut wie nie zuvor. Das spielt nicht nur mehr Geld in die Kassen der Entwickler, sondern macht auch den Spielern einfach viel mehr Spaß, als würden sie von Anfang an leicht gewinnen.

Eine Erfolgsgarantie mit Dauermotivation! Wenn du einem möglichen Verlust nur um Haaresbreite entgehst, wirst du deine Anstrengungen verdoppeln! Diesen psychologischen Vorteil machst du dir zunutze, wenn du einen Buddy hast, mit dem du immer wieder neue Challenges angehst.

Zum Beispiel könntet ihr am Anfang jedes versäumte Training mit einer Geldstrafe belegen. Pickt euch Übungen raus, wie ich es immer gemacht habe, und staunt, wie die Kurve bei euch beiden nach oben schnellt. Es darf auch um etwas gehen! Der Verlierer zahlt zum Beispiel den nächsten Kinobesuch.

Egal wie und in welcher Form: Einen Trainings-Buddy an der Seite zu haben und sich immer wieder neuen Herausforderungen zu stellen, macht nicht nur Spaß, sondern ist auch sehr effektiv.

Sei kein Einzelkämpfer, der sich im Fitnessstudio quält, bis er oder sie resigniert aufgibt.

Das ist der Grund, warum die Menschen zu mir kommen, um sich coachen zu lassen, denn in meinem Coachingprozess gibt es nicht nur harte und fordernde Trainingseinheiten, sondern auch Challenges.

Und wenn du eher der introvertierte Typ bist, der sich schwer damit tut, Kontakte zu knüpfen, dann nutze die Möglichkeiten, die Social Media heute bereithalten. Besuche Foren und verbinde dich dort mit Gleichgesinnten, poste deine Erfolge oder dein Ziel.

47 DU HAST DIE FALSCHEN ALLTAGSROUTINEN

»Nur noch heute einen Löffel, das Glas ist dann ohnehin leer!«

Beherzt tauche ich den großen Löffel in das Glas mit der zuckersüßen Haselnusscreme, die mir noch minutenlang an den Zähnen kleben und mich mit ihrem Geschmack auf Wolke sieben schweben lassen wird. Nach meinem letzten Wettkampf vor über zwei Monaten hatte ich noch ein Glas übrig und esse seither nach dem Training immer einen Löffel. Aber heute soll Schluss sein, denn das Glas ist leer und ich will mit dieser lästigen Angewohnheit brechen.

Am nächsten Tag stehe ich wieder im Supermarkt und kaufe mir ein neues Glas.

Ich bin mir sicher, dass auch du dir bereits so manches ab- oder anzugewöhnen versucht hast. Vielleicht wolltest du mit dem Rauchen aufhören oder damit, am Abend immer noch ein Bier zu trinken, bevor du zu Bett gehst. Gleichzeitig war es dein Wunsch, morgens um 5 Uhr aus dem Bett zu springen, um joggen zu gehen.

Aber weder das eine noch das andere hat auf lange Sicht funktioniert. Du rauchst also immer noch und mit Joggen ist es auch nicht weit her.

Der Zuckerschock dieser Creme sollte mir ursprünglich auf der Bühne zu mehr Energie verhelfen, was sie auch tat. Blöd war nur, dass das Naschen zur Routine wurde, die mir zwar auf der Bühne half, mir aber nach dem Training nur dabei behilflich war, Fett anzusetzen.

Gewohnheiten sind nicht immer schlecht; in jedem Fall sparen wir damit Gehirnenergie. Wir haben am Tag bis zu 60 000 Gedanken, von denen aber nur ein Bruchteil bewusst stattfindet. Stell dir vor, du würdest all diese Gedanken wahrnehmen! Es wäre das absolute Chaos.

Und da in jeder Sekunde unseres Lebens in unserem Gehirn ein wahrer Sturm tobt, will unsere Schaltzentrale im Kopf möglichst effizient und energieschonend agieren. Weshalb unser Gehirn dafür sorgt, dass wir Routinen entwickeln, die ihm die Arbeit ersparen.

Problematisch wird es nur, wenn der Großteil unserer Routinen nicht mit unseren Zielen kompatibel ist – wie meine Lust auf Haselnusscreme. Wer sich solche Routinen im Laufe der Zeit aneignet, arbeitet gegen seine eigenen Ziele und somit gegen sich selbst.

Mit einem ungünstigen Autopiloten ist das Scheitern schon vorprogrammiert, die Routine macht uns im Hinblick auf die Wunschfigur einen Strich durch die Rechnung. Deshalb ist es von großer Bedeutung, sich von Routinen zu lösen, die dich von deinem Ziel abhalten, und viele Routinen zu entwickeln, die dich weiterbringen. Und das schaffen wir grundsätzlich in zwei Schritten.

Schritt 1: Alle Routinen entlarven, die uns aufhalten, und sie ablegen. Dazu musst du wissen, dass Routinen immer aus folgender Dreierkombination bestehen:

Auslösereiz – der Kaffee am Nachmittag

Dein Ritual – den Kaffee zusammen mit der Schokolade genießen

Belohnung – der Genuss des intensiv herben Kaffeegeschmacks zum süßlichen Geschmack der Schokolade

Diese Dreierkombination führt langfristig dazu, dass dir beim Gedanken an eine Tasse Kaffee das Wasser im Mund zusammenläuft, weil du dir angewöhnt hast, deinen Kaffee mit dem Stück Schokolade zu trinken.

Erst, wenn du dir deiner Routinen bewusst bist, hast du die Möglichkeit, sie zu ändern oder abzulegen. Hierzu empfehle ich ein ***Routinen-Protokoll*** (ein Sheet findest du dazu wieder in den Downloads).

Du notierst dir deine Routine und schlüsselst sie nach dem obigen Beispiel auf. Zusätzlich schreibst du auf, welche Folgen dies hat und inwiefern diese Routine mit deinen Zielen kollidiert.

Außerdem notierst du die Uhrzeit und was du vorher gemacht hast. Deine Gefühlslage ist auch noch ein spannender Aspekt. Es kommt natürlich nicht darauf an, wirklich jede Routine zu notieren. Es reicht schon, wenn du dir jeden Tag vielleicht die fünf oder zehn Dinge aufschreibst, von denen du denkst, dass sie dich am Erfolg hindern. Oder Dinge, die du immer schon ändern wolltest.

Schau dir dieses Gewohnheiten-Protokoll dann in Ruhe an und werte es für dich aus. Erkenne, welche Gewohnheiten dir im Weg stehen. Warum tust du, was du tust? Aus Langeweile? Aus Bequemlichkeit? Notiere, welche Folgen die Routine auf lange Sicht hat.

Führe das Protokoll mindestens fünf bis sieben Tage lang. Die Routinen, die sich aus deiner Sicht am negativsten auf deine Ziele auswirken, kommen im Anschluss auf eine Not-to-do-Liste, die du ab sofort führst.

Immer, wenn du eine schädliche Routine ausführen willst, machst du dann Folgendes: Du sagst zum Beispiel laut: »Ich esse jetzt dieses Stück Schokolade, obwohl ich das doch gar nicht möchte.« Das machst du auch, wenn dich die Lust nach Süßem außerhalb der eigenen vier Wände packt.

Du könntest dir natürlich noch andere sehr unangenehme Dinge überlegen, um die Routine langfristig mit eher unbequemen Erfahrungen zu verknüpfen. Beispielsweise könntest du, statt laut zu sprechen, anfangen, lauthals zu singen oder zu tanzen. An der Bushaltestelle, am Arbeitsplatz oder im Park laut zu singen und zu tanzen, wo es jeder sehen kann, dürfte ein nettes Bild in deinen Kopf einpflanzen, und deine Routine lädt sich direkt mit negativen Empfindungen auf.

Schritt 2: Dieser Schritt ist wesentlich leichter und angenehmer, denn jetzt geht es darum, neue Gewohnheiten zu entwickeln, die neue positive Entwicklungen nach sich ziehen können und deinen Zielen in die Karten spielen.

Überlege dir, welche Belohnung für dich hinter dem Stück Schokolade steckt. Ist es der leckere Geschmack? Oder doch eher die Ruhe beim Kaffeetrinken? Versuche, dazu eine neue Routine zu finden, die ähnliche Wirkung hat. Zum Beispiel beim Kaffeetrinken das Handy auszuschalten und dir bewusst Zeit zu nehmen.

Das Schwierige an der Sache ist, dass wir herausfinden müssen, was genau unsere Hormone die Macht über uns gewinnen lässt. Was bringt dir den Dopaminschub, die Vorfreude auf die Schokolade? Wenn du das weißt, hast du die Macht! Denn dann beginnst du, neue Routinen zu entwickeln. Und aus einzelnen kleinen Routinen entstehen dann ganze Handlungsketten, die gut zueinanderpassen. Du verknüpfst also neue Gewohnheiten mit bereits bestehenden.

Beispiel gefällig? Ich stehe morgens auf und mache Wadenheben, während ich mir die Zähne putze. Im Anschluss trinke ich ein Glas Wasser und nehme dazu meine Supplements. Danach gehe ich wieder ins Bad, mache 20 Liegestütze und gehe duschen, wobei ich mich die letzten Minuten kalt abdusche. Routinen, die schon bestehen, können sehr einfach mit zusätzlichen neuen Routinen verknüpft werden. Zähne putzen muss ich mehrmals am Tag, wieso also nicht direkt Wadenheben am Waschbecken dazu machen?

Neue Gewohnheiten zu etablieren, kostet dich eine Menge Willenskraft. Studien zeigen, dass es zwischen 66 Tagen und mehreren Monaten dauern kann, bis sich eine neue Routine etabliert hat. Daher macht es vermutlich am meisten Sinn, immer eine nach der anderen anzugehen. Als kleine Hilfe findest du als Download ein Sheet, auf dem du neue Handlungen, die zur Routine werden sollen, jeden Tag abhaken kannst, sobald du sie erledigt hast.

Wichtig: Wenn du deine Routine heute auslässt, gehe sie morgen auf jeden Fall wieder an, denn sonst ist die Wahrscheinlichkeit sehr hoch, dass sie am dritten Tag schon wieder verworfen wird.

48 DU WEISST NICHT, WIE GAMIFICATION DIR HELFEN KANN

Fällt dir es dir schwer, am Ball zu bleiben und deinem Trainingsplan und deiner Ernährungsstrategie konsequent zu folgen? Dann geht es dir wie vielen anderen auch. Eine mögliche Lösung, die sich auch die Fitnessindustrie schon erschlossen hat, ist die ***Gamification***. Gamificafion oder auch Spielifizierung bezeichnet die Anwendung spieltypischer Elemente (meist aus dem Softwarebereich) in einem spielfremden Kontext.

Ein Beispiel ist deine Smartwatch, die dich in Wettkämpfen mit deinen Freunden mit Trophäen und Auszeichnungen belohnt, wenn du die meisten Schritte, die meisten Kalorien verbrannt, die meiste Zeit im Training etc. erzielt hast. Du findest im App-Store jedes Anbieters mittlerweile Applikationen, die dich zum Beispiel spielerisch zum Wassertrinken auffordern. Oder du drehst die nächste Joggingrunde, während du einer Horde Zombies zu entfliehen versuchst, oder erzielst den nächsten Rekord im Bankdrücken gegen deinen virtuellen Kontrahenten.

Ich liebe diese Art der Motivation, weil sie bei meinen Klienten genau die richtigen Auslösereize setzt. Hier ein Beispiel aus der Praxis: Einer meiner Klienten, ein viel beschäftigter Geschäftsmann, erlitt einen Burnout. Nach sechs Wochen Pause nahm er seine 60-Stunden-Arbeitswoche wieder auf.

Dazu – weil er einsah, dass er abnehmen und sich mehr bewegen musste – meldete er sich im Fitnessstudio an, in dem er dann wenigstens dreimal wöchentlich für zwei Stunden trainieren wollte, dazu noch zweimal pro Woche joggen. Als das alles nicht funktionierte, trafen wir uns das erste Mal. Das Grundproblem, so wie bei vielen anderen Menschen auch, war: Er hatte sich zu viel vorgenommen und sein Fitnessprogramm passte nicht in seinen Alltag.

Im Gespräch stellte sich heraus, dass er ein ebenso leidenschaftlicher Videospieler war wie ich. Das brachte mich auf die Idee, ein kleines Sheet zu entwickeln, was ich sinngemäß seither das Ideenblatt nenne.

Ich bat meinen Klienten, in den kommenden zwei Wochen einfach mal seiner Kreativität freien Lauf zu lassen und alles aufzuschreiben, was ihn, ohne viel Veränderung in seinem Alltag, fitter machen könnte. Er notierte alles, was er für seine Gesundheit unternehmen wollte, täglich auf einem großen Blatt Papier und erstellte sich dazu für jede Aktivität ein Punktesystem.

Sein Bewegungsmangel war aus meiner Sicht das Hauptproblem, daher gab er sich für jede Trainingsminute Punkte, wobei er jeden Tag eine Mindestpunktzahl erreichen musste. Sein Monatsziel war, 1200 Minuten Bewegung in den Alltag zu integrieren. Immer, wenn er diese Vorgabe erreichte, kaufte er sich ein neues Videospiel. Eine seiner Ideen, mehr Bewegung in seinen Alltag zu integrieren, verband er nämlich mit Videospielen. Er spielte jeden Abend nach Feierabend noch eine Weile, nachdem seine Familie schon schlafen gegangen war. Dabei saß er aber nicht auf der Couch, sondern auf dem Fahrrad. Er ging seiner Leidenschaft, den Videospielen, nach und tat gleichzeitig etwas für seine Gesundheit. Dass sich seine Punkte summierten, stachelte ihn nochmals an, beim Videospielen mehr Zeit mit Ausdauertraining auf dem Fahrrad zu verbringen.

Im Büro besorgte er sich einen Stehschreibtisch und sogar ein Laufband. Daraus entwickelte sich eine firmeninterne Laufband-Challenge, bei der jeder, der an seinem Arbeitstag keine 60 Minuten auf dem Laufband bei dezenten drei Kilometern pro Stunde verbrachte, zehn Euro in die Gemeinschaftskasse einzahlen musste.

Nach der zweiten Woche floss schon kein Geld mehr in diese Kasse! Jeden Morgen trainierte er zudem kurz mit einer Kettlebell und versuchte, sich selbst ständig zu übertreffen.

Diese wenigen kleinen Umstellungen im Alltag und der spielerische Ansatz halfen meinem Klienten, abzunehmen und gesünder und fitter zu werden – ohne dass es ihn viel Zeit und Überwindung kostete.

Die Ergebnisse hatten es in sich: Innerhalb der ersten vier Wochen verlor er fast sieben Kilo, er schaffte jeden Tag auf spielerische Weise 15000 bis 20000 Schritte. In den insgesamt circa sechs Monaten Coaching verlor er 19 Kilo. Das hätte er zwar auch mit zwei Einheiten Personal Training pro Woche geschafft, aber ich will dir aufzeigen, dass du dich im Alltag mit einem so simplen Konzept wie einer einfachen Punkte-Liste spielerisch selbst motivieren kannst und damit deine Ergebnisse potenzierst. Ziel ist es immer, die notwendigen Maßnahmen für die Gesundheit möglichst sanft und nahtlos in den bestehenden Alltag zu integrieren. Ohne sich neben einem stressigen Beruf ein stundenlanges Training zu verordnen, was man dann nach wenigen Wochen frustriert wieder aufgibt. Gamification kann dabei helfen und lässt sich in alle Lebensbereiche integrieren.

49 DU HAST ZU VIEL EHRGEIZ UND DISZIPLIN

»Ich will dieses Ziel erreichen und bin bereit, alles dafür zu geben!«

Diesen Satz einer damaligen Klientin nach unserem ersten Strategiegespräch habe ich mir gemerkt, weil es mich beeindruckte, mit welcher Motivation und Entschlossenheit sie das Coaching anging. Ich bat sie, eine kleine Zielkarte zu schreiben, bei der sie auf die Vorderseite ihr Ziel und auf die Rückseite diesen kleinen Satz notieren sollte. Die Zielkarte sollte sie jeden Tag mit sich tragen und morgens und abends daraufschauen.

Wenn man so viele Jahre als Coach arbeitet wie ich, dann weiß man, dass Worte großartig sein können, aber nur Taten wirkliche Ergebnisse bringen. Und ich denke, die meisten Leute wissen im Grunde ganz genau, was sie tun müssen, um ihre Ziele zu erreichen.

Du willst Arzt werden? Nichts leichter als das. Du musst nur mehr als ein Jahrzehnt 365 Tage pro Jahr büffeln wie ein Besessener.

Auch wenn es um die Wunschfigur und Gesundheit geht, erlebe ich, dass die Menschen oft ganz genau wissen, worauf sie sich einlassen und auf welchen Wegen sie ihre Ziele erreichen können. Nur werden diese Wege ab einem gewissen Punkt nicht mehr konsequent verfolgt. Und so war es auch bei meiner damaligen Klientin: Sie wusste grundsätzlich ganz genau, was zu tun war, und anfangs startete sie auch wie eine Rakete durch.

Ich sah sie an zwei Tagen in der Woche zum Training und bekam nahezu täglich ein Feedback über das eine oder andere Erfolgserlebnis in ihrem Leben. Bis sich eines Tages irgendwas veränderte, so subtil und still, dass ich es kaum merkte.

Die Trainingstage fühlten sich plötzlich schwerfälliger an und ich bekam viel weniger Feedback als noch vor wenigen Monaten. Statement meiner Klientin: »Am Anfang fand ich alles so spannend und großartig, vor allem, weil sich mein Körper endlich mal nach Jahren in die Richtung bewegte, in die ich wollte. Aber irgendwie habe ich den Spaß verloren. Ich stehe nur noch unter Druck!« Durch ihren extremen Ehrgeiz hatte sie sich selbst alles verwehrt, bis sie es nicht mehr aushalten konnte. Ihr größter Feind war sie selbst geworden. Sie machte sich Selbstvorwürfe, wenn sie an ihrer Ernährung nicht so festhalten konnte, wie es ihre selbst auferlegte Disziplin von ihr verlangt hätte. Das führte dann zu regelrechten Fressattacken.

Die ganze Sache mit der Disziplin hat zwei Haken: Erstens: Kein Mensch kann 24 Stunden pro Tag diszipliniert sein. Zweitens: Je ehrgeiziger man ist, desto schneller verliert man den Spaß.

Meine Klientin war Ärztin in einem Krankenhaus, trug also viel Verantwortung. Im Studium hatte sie immer Bestnoten gehabt und setzte konsequent alle ihre Ziele im Leben um.

Im Hinblick auf die Wunschfigur fühlte es sich für sie an, als würde sie das erste Mal im Leben richtig versagen!

Ich verrate dir nun mein vermutlich bestgehütetes Geheimnis: Ich besitze auch keine Disziplin! Ich bin in meinem tiefsten Innern ein völlig undisziplinierter Mensch! Ich bin außerdem überfordert, wenn ich mich auf mehr als eine Sache gleichzeitig konzentrieren muss. Immer, wenn ich es versucht habe, produzierte das Frust und führte mich nie zum gewünschten Ziel.

Was soll das bedeuten? Dass ich meinen Traumkörper durch Zufall erreichte? Dass ich meine Weltmeistertitel durch Tricks und Kniffe gewonnen habe?

Nein! Es bedeutet: Ich muss sorgfältig auswählen, was ich mit Disziplin angehen will, mich also selektiv disziplinieren, anstatt mein gesamtes Leben streng diszipliniert zu führen.

Sobald sie hören, was ich alles erreicht habe, denken die Leute immer, dass ich der disziplinierteste und willensstärkste Mensch der Welt sei. In Wahrheit kämpfe ich mit den gleichen Hürden wie du! Ich habe einfach nur gelernt, meine verfügbare Willenskraft zu kanalisieren, mich immer nur auf einen einzigen Punkt zu fokussieren und dranzubleiben.

Ich wurde auf einer langen Reise Weltmeister, weil ich mich immer nur auf ein einziges Element konzentrierte. Und zwar genau in dieser Reihenfolge:

1. Gewicht aufbauen
2. Stark werden
3. Muskeln aufbauen
4. Meinen Körper mit dem mir gegebenen Potenzial formen
5. Einen Wettkampf bestreiten
6. Einen Wettkampf gewinnen

Fakt ist: Für die ersten sechs Punkte auf meiner Agenda benötigte ich geschlagene sechs Jahre, in denen ich mich mit viel Ruhe und Geduld immer nur auf diesen einen gerade wichtigsten Punkt konzentrierte. So schaffst auch du es, mit deiner Disziplin hauszuhalten und den Spaß zu behalten, weil du Erfolge erzielst:

1. Finde die für dein derzeitiges Ziel allerwichtigste Sache und konzentriere dich ausschließlich darauf! Frag dich: Was ist jetzt gerade das, was mich meinen Zielen am meisten näher bringen kann?
2. Lerne, in diesem Bereich deine selektive Disziplin anzuwenden, aber plane vorausschauend und kalkuliere die regelmäßige Ausnahme mit ein. Ich sagte ja bereits, dass niemand 24 Stunden diszipliniert sein kann, auch nicht in einem einzigen Bereich. Um mich in genau diesen Momenten zu erden, in denen mir alles zu anstrengend wurde, hatte ich früher während jeder Wettkampf-

vorbereitung ein Glas Haselnusscreme im Schrank. Die kleinen Ausnahmen vom Ernährungsplan haben mich glücklich gemacht und dann wieder motiviert weitermachen lassen. Gönn dir beispielsweise jede Woche einen Cheat Day (Schummel-Tag), um deine Ernährungsstrategie durchzuziehen. Du weißt ja bereits, dass auch diese natürliche Kalorienschwankung dich schneller ans Ziel bringt.

3. Bleib dran! Kontinuität und Dauerhaftigkeit sind nicht nur beim Erreichen der Wunschfigur ein Muss! Du hast gelernt, dass es ein Marathon ist. Bevor ich siegreich auf der Bühne stand und endlich den Körper hatte, den ich mir wünschte, vergingen viele Jahre! Das war kein Sechs-Wochen-Traumfigur-Programm, sondern eher ein sechsjähriger Marathon. Aber Kontinuität und die dauerhafte Durchführung deines Programms führen dich wie nichts anderes konsequent zum Ziel. Du kannst es dann überhaupt nicht mehr umgehen, sondern steuerst geradewegs darauf zu!

Und was war nun mit meiner Klientin? Ich konzipiere meine Coachings immer so, dass ich für jeden Klienten den Aspekt heraussuche, der im Rahmen des Coachings die individuell größte Wirkung erzielt. So auch für diese Klientin, die sich mit dem Fehler, die Disziplin über alles zu stellen, in die Sackgasse katapultiert hatte. Wir konzentrierten uns vornehmlich auf die Personal-Training-Einheiten und auf die drei Grundprinzipien, die ***Basic Principles***, von denen du ja mittlerweile schon zwei (Schlaf und Trinken) kennengelernt hast. Sie musste jeden Tag entweder eine gute Schlafqualität, ihr Schritte-Ziel (dazu im nächsten Kapitel mehr) oder die vereinbarte Trinkmenge erreichen, mehr nicht. Alles, was darüber hinausging, unternahm sie aus eigenem Antrieb.

»Vielleicht war es am Anfang genau diese Lektion, die ich brauchte. Kein Mensch ist perfekt, ich war zu verbohrt und gönnte mir keine Pause.« Das sagte sie mir am Ende einer sehr erfolgreichen zweijährigen Coachingzeit. Nach der anfänglichen Flaute gelang es ihr nämlich nicht nur, sich wieder zu fangen und den Spaß an der Sache wiederzufinden, sondern auch ihre Ziele, wenn auch langsam, zu erreichen und um etliche Kilo Gewichtsverlust zu unterbieten.

Und ihr Weg dorthin war viel einfacher, als sie selbst gedacht hätte! Ihr wichtigstes Thema war die Gewichtsreduktion. Auf der Arbeit bewegte sie sich zwar viel, weil sie ständig durchs Krankenhaus rannte, aber Naschereien waren ihr größtes Problem. Wir legten also fest, dass sie, wenn sie Lust auf Süßigkeiten verspürte, möglichst früh am Tag einmal zugreifen durfte, für den Rest des Tages dann aber diszipliniert bleiben sollte. Weiterhin legten wir zwei Trainingseinheiten pro Woche fest, die wir abgesehen vom Urlaub auch durchgehend durchzogen. Und der wichtigste Punkt: Einen Tag in jeder Woche durfte sie alles essen, worauf sie Lust hatte.

Das bringt uns wieder zum Anfang: Es fehlte ihr nicht an Disziplin, sondern eher war das Gegenteil der Fall. Wir haben ihr Programm auf das Wichtigste reduziert und wurden belohnt.

Manchmal ist das Leben viel einfacher, als man glaubt.

50 DU MACHST KEINE 10 000 SCHRITTE AM TAG

Ich lerne durch mein Coaching viele völlig unterschiedliche Menschen kennen; vom Studenten über den Handwerker bis zur Geschäftsfrau ist alles dabei. Die meisten streben dieselben Fitnessziele an. Der Verlust an Körperfett steht bei allen ganz oben, dazu kommen die Umformung des Körpers, der Aufbau fettfreier Masse und die höhere Leistungsfähigkeit im Alltag.

Viele Menschen kommen aber auch zu mir, um ihre Bewegungsausführung im Training kontrollieren und perfektionieren zu lassen.

So wie eine Klientin, die mich vor fünf oder sechs Jahren buchte, damit ich ihre Skills beim Sling-Training auf ein angemessenes und ergebnisorientiertes Niveau setze. Das angestrebte Ziel dieser Klientin war es, mit Sport einen Ausgleich zu ihren langen Arbeitstagen zu finden. Sie nahm sich vor, wenigstens fünfmal die Woche Sport zu machen, was ich für den Anfang durchaus sportlich fand. Sie wollte von zu Hause aus trainieren und setzte sich zum Ziel, damit auch mindestens zehn Kilo Gewicht zu verlieren. Also die klassischen Spitzenreiter bei den Zielen.

Ich höre bei meinen Coachings immer sehr gut zu und lese auch zwischen den Zeilen. Meine Klientin sagte mir, dass sie schon zuvor mit zwei Trainings im Fitnessstudio überhaupt nichts erreicht hatte und deswegen der Meinung war, dass drei Einheiten zu Hause nichts bewirken würden. Da man eine ganzheitliche und überragende Fitness durch den Zusammenschluss von insgesamt fünf Bereichen erreicht, schaute ich mir auch ihr restliches Leben an. Ich bat sie, einen Schrittzähler zu tragen und mir für die nächste Einheit die Schrittanzahl jeden Tages aufzuschreiben.

Was ich beim nächsten Termin mit ihr dann sah, schockierte mich regelrecht. In ihren fünf Arbeitstagen kam sie pro Tag auf kaum mehr als 2500 bis 3000 Schritte, an manchen Tagen hatte sie sogar weit unter 2000 und an den Wochenenden kam sie sogar nur auf knapp 1000 Schritte.

Der Mensch ist von Natur aus auf Bewegung ausgerichtet. Unsere Vorfahren waren als Jäger und Sammler den ganzen Tag unterwegs auf der Suche nach Nahrung. Dann machten Ackerbau und Viehzucht den Menschen sesshaft. Und der moderne Fortschritt sorgt dafür, dass unser Bewegungsprofil sinkt und sinkt. Während die Arbeit der meisten Menschen früher körperlich hochgradig anstrengend war, sitzen heutzutage viele Menschen den ganzen Tag am Schreibtisch und bewegen sich bestenfalls noch zum Drucker. Statt Jagd auf Mammuts zu machen, kaufen wir im Supermarkt ein und erholen uns abends mit einem Feierabendbierchen auf der Couch vor dem Fernseher.

Du hast ja bereits zwei meiner drei ***Basic Principles***, meiner Grundprinzipien, kennengelernt: gesunder Schlaf und ausreichend Trinken. Nun kommen wir zum dritten: 10 000 Schritte am Tag gehen.

Unser Körper bleibt gesund und fit, wenn wir ihn artgerecht behandeln – und das beinhaltet, dass wir uns täglich in ausreichendem Maße bewegen. Die American Heart Association und die WHO empfehlen, täglich mindestens 10 000 Schritte zurückzulegen. Diese 10 000 Schritte stärken nämlich dein Herz-Kreislauf-System, deine Bänder, die Knochen, deine Gelenke und dein Immunsystem. 10 000 Schritte bedeuten ungefähr sieben Kilometer, die du täglich zurücklegst, und zusätzliche 400 bis 600 Kalorien, die du verbrennst, abhängig natürlich vom Gehtempo, deinem Geschlecht und Gewicht. Selbst wenn wir nur beim Minimum bleiben, sind das 12 000 Kalorien pro Monat im Alltag, einfach nur so nebenbei. Und das bedeutet, dass du pro Monat mindestens ein Kilo Fett loswirst, ohne Sport, ohne Diät und ohne große Quälerei, einfach nur, indem du mehr Strecken zu Fuß zurücklegst.

Ist das nicht ein Traum? Und wäre es nicht ein riesiger Fehler, ja regelrecht eine Schande, wenn du dieses Grundprinzip des Fitness-Lifestyles nicht ernst nähmest?

10 000 Schritte am Tag bedeuten mindestens 12 000 zusätzliche Kalorien im Monat – das ist mindestens ein Kilo Fett ganz nebenbei.

Viele Menschen versagen Tag für Tag bei der Bewegung im Alltag und wundern sich, dass sich an ihrer Gesundheit trotz stundenlanger Anstrengungen im Fitnessstudio nichts tut. 10 000 Schritte am Tag sind für fast alle Menschen auf Dauer eines ihrer Erfolgsgeheimnisse. Wenn dir das zu mühsam ist, solltest du dir wieder die Frage stellen, wie wichtig dir deine Reise zur Wunschfigur oder zu besserer Gesundheit und Fitness ist. Oder stell dir die Frage, wieso du überhaupt begonnen hast.

Meine Klientin hatte die Aufgabe, täglich auf 10 000 Schritte zu kommen und zwei- bis dreimal wöchentlich zu trainieren. Denn ein paar Stunden Fitnesstraining bringen nichts, wenn du die restlichen 160 Stunden einer jeden Woche in völliger Unbeweglichkeit verharrst und die einzigen Bewegungen darin bestehen, auf die Computermaus oder die Fernbedienung zu drücken.

Nach drei Wochen bekam ich von ihr die folgende Mail:

Guten Morgen,
es ist mal wieder Zeit für ein Feedback, und diesmal habe ich viel zu berichten, denn unser TRX-Training macht sich nicht nur an der Form meiner Oberschenkel und meines Hinterns bemerkbar, sondern ich fühle mich auch in Sachen Ernährung motivierter denn je. Ich gehe in meiner Freizeit und im Büro mit offenen Augen durchs Leben und bin für die Veränderungen bereit, die wir besprochen haben.

Ich notiere mir meine tägliche Schrittmenge auf einem großen Blatt Papier, wo ich jeden Tag draufschaue, weil es am Kühlschrank hängt. Der Weg zum Kühlschrank erinnert mich damit auch an mein Ziel, zwei Fliegen mit einer Klappe also.
Nächste Woche dürfte auch mein Fitnesstracker kommen, aber ich notiere die Schritte trotzdem weiterhin. Außerdem mache ich für jeden 10 000-Schritte-Tag ein Kreuz im Kalender.
Im Büro hat sich auch einiges getan: Ich nehme seit Tagen nur noch die Treppe und nicht mehr den Aufzug. Und meine Assistentin freut sich darüber, dass sie mir den Weg hin und zurück zum Drucker nicht mehr abnehmen muss.
Und du wirst es nicht glauben, aber ich konnte mich auch dazu überwinden, den Weg ins Büro am letzten Freitag nicht mit dem Auto zu machen, sondern zu Fuß. Das sind hin und zurück für insgesamt etwas über 30 Minuten Aufwand satte 6000 Schritte.
In der Mittagspause bleibe ich jetzt nicht mehr am Schreibtisch sitzen und starre auf den Monitor, sondern mache einen Spaziergang. Scheint auch meinem Magen echt gutzutun und die Ideenfindung zu fördern.
Am Wochenende habe ich mich ein wenig im Garten betätigt, habe ein komplettes Blumenbeet angelegt und sogar Kartoffeln gesetzt.
Zu guter Letzt – auch wenn du es mir nicht glauben wirst, denn ich sagte dir ja schon, wie sehr ich Hausarbeit hasse – habe ich meiner Haushälterin letzte Woche ganz spontan einen Tag bezahlten Urlaub spendiert und Freitag nach dem Büro in vier Stunden das Haus auf Vordermann gebracht. Staubsauger und Co. machen ganz schön Schritte, und so hatte ich Freitag mit dem Büro und meiner Hausarbeit ohne Sport über 14 500 Schritte.
Ich bin echt stolz und denke, ich bin auf dem besten Weg!

Dieses Feedback bekam ich nach knapp drei Wochen Coaching. Alles, was sie umsetzte, tat sie aus eigenem Ideeneifer und dem Willen, etwas zu verändern. Und nach sechs Monaten wurde sie mit knapp

Zehn Kilo Gewichtsverlust belohnt. Es lag also nicht am fehlenden Training, sondern am Alltag und den langen Arbeitstagen, in denen sie sich kaum bewegte.

Also, worauf wartest du noch?

Setz die 10 000 Schritte pro Tag auf deine To-do-Liste und mach es zu deinem täglichen Ziel, sie zu erreichen. Nutz dazu gerne das Routinen-Sheet in den Downloads oder notiere dir jeden 10 000-Schritte-Tag mit einem Kreuz im Kalender!

Ideen für mehr Alltagsbewegung gibt es viele: den Reifenwechsel selbst machen, im Garten arbeiten, sehr viel und aktiv mit den eigenen Kids spielen, mit dem Fahrrad oder zu Fuß zur Arbeit fahren oder gehen. Die Liste lässt sich ohne Weiteres verlängern, du darfst kreativ sein.

Jeder einzelne Schritt ist eine Investition in deine Gesundheit.

ÜBER DEN AUTOR

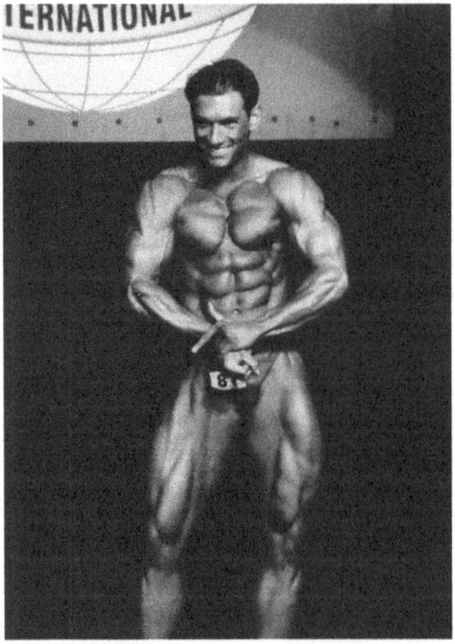

Poli Moutevelidis wurde 1978 in Düren geboren. Als er mit 15 Jahren seine Leidenschaft zum Bodybuilding entdeckt, war er noch ein untergewichtiger Videospiele-Fan. Damals hätte niemand gedacht, dass er einmal ein Weltklasse-Athlet werden und dreimal in Folge den Weltmeistertitel gewinnen wird. 2005 lernt er seine jetzige Frau kennen, mit der er zwei wundervolle Kinder hat.

Aus seiner Leidenschaft hat er einen Beruf gemacht und hilft seit 1999 als Fitnesscoach und Personal Trainer Menschen dabei, ihren Traum vom Wunschkörper zu erfüllen und bis ins hohe Alter gesund, topfit und schlank zu bleiben.

2017 zieht er sich aus dem Leistungssport zurück und betreibt seitdem den Fitness-Podcast *Change Starts Now*, der regelmäßig ganz oben in den iTunes-Charts rangiert.

http://www.PoliOnStage.de